# 农村保险与外出务工人员法律知识读本

主　编　尚振铎　郭昌贵



黄河水利出版社
·郑州·

**图书在版编目(CIP)数据**

农村保险与外出务工人员法律知识读本/尚振铎,郭昌贵主编.—郑州:黄河水利出版社,2012.2
ISBN 978-7-5509-0199-5

Ⅰ.①农…　Ⅱ.①尚…　②郭…　Ⅲ.①农村保险-保险法-基本知识-中国 ②农民-劳动就业-劳动法-基本知识-中国　Ⅳ.①D922.284②D922.504

中国版本图书馆 CIP 数据核字(2012)第 010604 号

出 版 社:黄河水利出版社

地址:河南省郑州市顺河路黄委会综合楼 14 层　邮政编码:450003

发行单位:黄河水利出版社

发行部电话:0371-66026940、66020550、66028024、66022620(传真)

E-mail:hhslcbs@126.com

承印单位:郑州海华印务有限公司

开本:850 mm×1 168 mm　1/32

印张:4

字数:108 千字　　印数:1—4 000

版次:2012 年 2 月第 1 版　　印次:2012 年 2 月第 1 次印刷

定价:21.00 元

# 前　言

亲爱的读者朋友们好！很高兴你们能读到这本简单实用而且常用的法律知识读本，本书是由河南省司法厅直属律师事务所两位热衷于公益事业、专业而优秀、具有多年律师工作经验的尚振铎律师和郭昌贵律师，在百忙之中精心编写而成的。本书共分两篇：第一篇为农村保险，由尚振铎律师编写；第二篇为外出务工法律知识，由郭昌贵律师编写，请读者按需要选读。不明白之处，可直接来电详询两位律师。尚振铎律师电话：13613717883，E－mail：zhenduo 111@163.com；郭昌贵律师电话：13526500917，E－mail：changgui0806@163.com。

本书在编写过程中，贺丽平、尚毅、尚阳、禹瑞、方芳、焦永涛、尚振虎提供了相关资料，在此一并表示感谢。

# 目　录

前　言

## 第一篇　农村保险

第一章　概　述 ……………………………………………… (1)
第二章　农村保险财产部分 ………………………………… (3)
第三章　农村保险人身部分 ………………………………… (5)
　第一节　新型农村合作医疗概述 ………………………… (5)
　第二节　新型农村合作医疗历史沿革 …………………… (6)
　第三节　新型农村合作医疗改革和探索 ………………… (9)
第四章　交通事故与几种常见的刑事犯罪 ………………… (17)

## 第二篇　外出务工法律知识

第一章　劳动合同 …………………………………………… (25)
第二章　法律法规 …………………………………………… (52)
　《中华人民共和国劳动法》………………………………… (52)
　《中华人民共和国劳动合同法》…………………………… (66)
　《中华人民共和国劳动合同法实施条例》………………… (84)
　《最高人民法院关于审理劳动争议案件适用法律若干
　问题的解释》 ……………………………………………… (91)
　《工资支付暂行规定》……………………………………… (95)
　《对〈工资支付暂行规定〉有关问题的补充规定》 ……… (98)
　《职工带薪年休假条例》 ………………………………… (100)
　《工伤保险条例》 ………………………………………… (102)
　《县级农村社会养老保险基本方案(试行)》 …………… (117)

# 第一篇　农村保险

## 第一章　概　述

一、什么是保险？保险的主要原则是什么？

答:(一)保险概念。《中华人民共和国保险法》第二条:本法所称保险,是指投保人根据合同约定,向保险人支付保险费,保险人对于合同约定的可能发生的事故因其发生所造成的财产损失承担赔偿保险金责任,或者当被保险人死亡、伤残、疾病或者达到合同约定的年龄、期限等条件时承担给付保险金责任的商业保险行为。

保险,通俗地讲,就是指:希望自己的人身和财产有保障或者保证的人(投保人)与保险人(包括各种依照保险法设立的保险公司以及法律、行政法规规定的其他保险组织)签订的约定双方各自承担一定权利义务的保险合同、协议,一旦发生保险事故,保险人需要按约定承担给付保险金责任的商业保险行为。

(二)保险的主要原则。保险活动必须合法、守法,具有最大诚信性质。《中华人民共和国保险法》第四条:从事保险活动必须遵守法律、行政法规,尊重社会公德,不得损害社会公共利益;第五条:保险活动当事人行使权利、履行义务应当遵循诚实信用原则。

二、什么是农村保险？

答:农村保险简单地说就是与农村有关的保险。一般包括:①财产方面的农作物保险,其他财产保险主要是商业险;②人身方面的医疗保险、养老保险主要涉及社会保险等。基于篇幅和时间有限，本书前半部主要讨论：广大农民朋友最关心的农村医疗（新型农村合作医疗，简称新农合）和农村养老（新型农村社会养老保险，简称新农保）。

本律师多年从事并且热衷于农民朋友的维权律师业务，愿意竭诚为广大农民朋友提供周到、高效的法律服务。

# 第二章　农村保险财产部分

农民朋友可以依法给自己种植的农作物，例如，小麦、玉米、大豆、花生、水稻、烟草、茶叶、西瓜、苹果、樱桃、草莓、大枣、梨、葡萄以及各种蔬菜等，购买农作物生长、丰收险。一旦发生保险合同约定的灾害、歉收或不收，就可以从保险公司得到补偿和赔偿，不至于因为水、旱、洪涝、地震等各种不确定的意外因素造成歉收或不收的巨大损失。

例如：新郑某村张三为自己3亩大枣的丰产购买了10万元的保险。张三可能需要缴纳保费30元，但是如果今年的大枣长势不好而歉收，价格又大跌，张三只卖到3万元，那么保险公司就有责任和义务补偿或赔偿张三少收入7万元的损失。张三今年的总收入为10万元减去所缴纳保费30元，应该为99 970元。如果张三没有购买这个保险，那么张三就少收入7万元，全年只有3万元收入。

通过上述简单的案例比较，我们应该了解购买保险的好处。另外，现在农村的各种专业户特别多，例如，养鸡、养鸭、养猪、养牛、养鱼等。这些专业户同样可以为自己养殖的鸡、鸭、牛、羊、猪、鱼等投保。尤其在这几年经常出现意想不到的禽流感、猪瘟等各种病症的时候，农村的各种专业户要想收入有保证，购买保险是唯一的出路。

随着我国经济的进一步发展，农村居民的物质生活水平提高很快，楼房、高档家具、小汽车以及农用的各种现代化机器普及面很广。各种意外损失存在的可能性越来越大，我们在多年的职业活动中，接触到大量的失火、盗窃以及交通事故，往往造成许多家庭家破人亡，负债累累，苦不堪言，这也是我们编写这本书的原因之一。因为我国公民，特别是农民，保险意识、安全意识很差，自己甚至全家人辛辛苦苦几年、几十年积攒的财富，可能由于一场大火、一起意外事故而毁于一旦。我们都是能力有限的人，不是能预知过去、现在和未来的全能上帝，因此需要为我们购买一些必要的保险，付出一点点的保费，得到的是平安和喜乐！具体到我们的人身，同样需要参加和购买一定的社会保险和商业保险。

# 第三章　农村保险人身部分

## 第一节　新型农村合作医疗概述

### 一、概念

新型农村合作医疗简称新农合，是指由政府组织、引导、支持，农民自愿参加，个人、集体和政府多方筹资，以大病统筹为主的农民医疗互助共济制度。采取个人缴费、集体扶持和政府资助的方式筹集资金。新型农村合作医疗是一种社会保险。

### 二、性质和作用

（1）新型农村合作医疗是由中国农民自己创造的互助共济的医疗保障制度，在保障农民获得基本卫生服务、缓解农民因病致贫和因病返贫方面发挥了重要的作用。它为世界各国，特别是发展中国家所普遍存在的问题提供了一个范本，不仅在国内受到了农民群众的欢迎，而且在国际上得到了好评。

（2）新型农村合作医疗制度从 2003 年起在全国部分县（市）设立了试点，刚开始时参保农民每人每年只缴 10 元，并且这 10 元在指定的医疗机构还可以在平时看病买药时使用。一旦有大病需要住院治疗，按照规定，在乡镇级医院可以报销 70%，在县级医院可以报销 60%，在地市级医院可以报销 50%，在省级医院可以报销 40%。

开始几年，最高每年每人只能报销 2 万元，随着经济的发展，国家逐步增加报销额，封顶线为 10 万元。即使这样，也使有病，尤其有大病、重病的农民朋友得到了实实在在的实惠，也确实挽救了不少农村人的生命；极大地减少了农民看病的负担，受到了相当多的农民的拥护，提高了他们的参保积极性。

（3）疾病像一把利剑挂在农民群众的头上，“看病难、看病贵”是目前中国农村比较普遍存在的现象。“十一五”时期，中国经济社会转型过程将进一步加剧，要使这一转型能够平稳地推进，整个社会需要构建严密而可靠的安全网。因此，农民的医疗卫生问题已经远远超出了问题本身，解决农民看病难的问题，不仅仅是尊重农民起码的生存权，更是建设公平、公正的和谐社会的必然要求。如何解决农民看病难的问题，从2003年起，中央财政对中西部地区除市区以外的参加新型农村合作医疗的农民每年按人均10元安排合作医疗补助资金，地方财政对参加新型农村合作医疗的农民补助每年不低于人均10元，农民为参加合作医疗、抵御疾病风险而履行缴费义务不能视为增加农民负担。

2008年左右，将参保农民每人每年只缴10元增加到农民每人每年缴费30元，其他规定变化不大，报销的费用上限提高到10万元。

《郑州晚报》2011年5月26日AA04郑州时政版刊登多交9元能顶12万元用。郑州新农合改革探索推新居民补充医疗保险，参加新农合加上补充医疗保险最高合计报销22万元。具体报道称：2011年5月25日，（郑州）市政府下发文件，决定在全市范围内开展新农合经办机制改革。这次改革的重点之一就是，以政府购买服务形式，引入商业保险机构竞争参与经办新农合补助支付业务。同时，开始探索推行农村居民补充医疗保险，每人每年只需缴纳9元。这说明党和政府一直在积极关注、关心此问题。

## 第二节　新型农村合作医疗历史沿革

### 一、产生背景以及中央的有关规定和要求

（1）1996年年底，中共中央、国务院在北京召开全国卫生工作会

议,江泽民同志在讲话中指出:现在许多农村发展合作医疗深得人心,人民群众把它称为“民心工程”和“德政”。随着中国经济与社会的不断发展,越来越多的人开始认识到“三农”问题是关系党和国家全局的根本问题。而不解决好农民的医疗保障问题,就无法实现全面建设小康社会的目标,也谈不上现代化社会的完全建立。大量的理论研究和实践经验也已表明,在农村建立新型合作医疗制度势在必行。

(2)2002 年 10 月,《中共中央、国务院关于进一步加强农村卫生工作的决定》明确指出:要逐步建立以大病统筹为主的新型农村合作医疗制度,到 2010 年,新型农村合作医疗制度要基本覆盖农村居民,从 2003 年起,中央财政对中西部地区除市区以外的参加新型农村合作医疗的农民每年按人均 10 元安排合作医疗补助资金,地方财政对参加新型农村合作医疗的农民补助每年不低于人均 10 元,农民为参加合作医疗、抵御疾病风险而履行缴费义务不能视为增加农民负担。按照“十一五”规划的要求,新型农村合作医疗到 2010 年的覆盖面达到农村的 80% 以上。

(3)据有关媒体报道,至今中国农村有一半的农民因经济原因看不起病。在广东那样的经济发达地区,也有 40.08% 的群众有病未就诊,23.35% 的群众应住院而不能住院。另外,中国社会保障的覆盖面还很窄,不足以解决农民的“后顾之忧”。在广大的农村,社会保障体系基本上处于“空白地带”。回顾历史,我们曾经解决过这一问题,而且是在非常困难的条件下。1993 年世界银行年度发展报告《投资与健康》指出:直到最近,(中国)一直是低收入国家的一个重要的例外……到 20 世纪 70 年代末期,医疗保险几乎覆盖了所有城市人口和 85% 的农村人口,这是低收入发展中国家举世无双的成就。20 世纪 80 年代初期,农村人口还占全国人口的 80%,但中国人均预期寿命从新中国成立初期的 36 岁提高到了 68 岁。专家承认,这种健康业绩的基础是在“将医疗卫生工作的重点放到农村去”的资源配置大格局中,辅之县、乡、村三级公共卫生和医疗服务网络、遍布每个农村社区的土生土长的“赤脚医生”队伍和合作医疗制度的“三大法宝”。因此,加强农村卫生工作,发展农村合作医疗,是新时期建设新农村中应有之意,是非常必要的。

(4)在1974年5月的第27届世界卫生大会上,第三世界国家普遍表示了热情关注和极大兴趣。联合国妇女儿童基金会在1980~1981年年报中指出,中国的“赤脚医生”制度在落后的农村地区提供了初级护理,为不发达国家提高医疗卫生水平提供了样本。世界银行和世界卫生组织把中国农村的合作医疗称为“发展中国家解决卫生经费的唯一典范”。合作医疗在将近50年的发展历程中,先后经历了20世纪40年代的萌芽阶段、50年代的初创阶段、60~70年代的发展与鼎盛阶段、80年代的解体阶段和90年代以来的恢复及发展阶段。面对传统合作医疗中遇到的问题,卫生部组织专家与地方卫生机构进行了一系列的专题研究,为建立新型农村合作医疗打下了坚实的理论基础。新型农村合作医疗制度从2003年起在全国部分县(市)设立了试点,到2010年逐步实现了基本覆盖全国农村居民。

## 二、新型农村合作医疗的进展和目标

2002年10月,《中共中央、国务院关于进一步加强农村卫生工作的决定》明确指出:要逐步建立以大病统筹为主的新型农村合作医疗制度,到2010年,新型农村合作医疗制度要基本覆盖农村居民。这是中国政府历史上第一次为解决农民的基本医疗卫生问题而进行的大规模的投入。从2003年开始,本着多方筹资、农民自愿参加的原则,新型农村合作医疗的试点地区正在不断的增加,通过对试点地区的经验总结,为将来新型农村合作医疗在全国的全面开展创造了坚实的理论与实践基础,截至2004年12月,全国共有310个县参加了新型农村合作医疗,有1 945万户6 899万农民参合,参合率达到了72.6%。按照“十一五”规划的要求,新型农村合作医疗到2010年的覆盖面达到农村的80%以上。

## 第三节　新型农村合作医疗改革和探索

### 一、农村合作医疗建设意义

经过20多年的改革开放，中国农村发生了巨大的变化，经济有了长足的发展，然而，经济的发展并没有给农民在看病问题上带来太多的实惠。中国人口占世界的22%，但医疗卫生资源仅占世界的2%，且在这仅有的2%的医疗资源中，80%都集中在城市。因此，建立新型农村合作医疗势在必行。

### 二、从1998年到相关文件出台

新型农村合作医疗试点工作开展以来，各地认识明确，组织有力，工作扎实，稳步推进，取得了明显的成效，受到了广大农民群众的欢迎，为探索新形势下做好农民医疗保障工作，逐步完善新型农村合作医疗制度积累了经验。根据国务院第101次常务会议和2005年全国新型农村合作医疗试点工作会议精神，从2006年起，将调整相关政策，加大力度，加快进度，积极推进新型农村合作医疗试点工作。

### 三、指导意见

新型农村合作医疗信息系统是专门用于新型农村合作医疗业务管理的计算机管理信息系统，对新农合制度的建立和完善具有重要意义。为指导和规范全国新农合信息系统建设，提高新农合的科学管理水平，保障和促进新农合制度持续健康发展，现就新农合信息系统建设提出以下指导意见。

**（一）建设目标**

以科学发展观为指导，立足于规范管理、提高效率和农民方便受益，在2～3年内建立起与新农合制度发展相适应、与建设中的国家卫生信息系统相衔接、较为完备和高效的全国新农合信息系统。

**（二）建设原则**

1. 统一规划，分级负责

卫生部会同有关部门提出全国新农合信息系统建设的有关原则和指导意见，负责新农合国家级信息平台和数据库的建设及运行，协调、指导省级信息系统建设和运行。各省级卫生行政部门要按照本意见的统一要求分别负责本辖区内新农合信息系统建设方案的制订和组织实施，负责省级信息平台和数据库的建设及运行，对县（市）级新农合信息系统建设及运行进行监督与技术指导。

2. 整合资源，技术适宜

在新农合信息系统建设中，要充分利用已有的计算机网络资源和信息资源，避免重复建设和资源浪费。由于目前各地新农合的组织机构设置、制度设计和实施模式尚不统一，因此要在系统建设实施前和实施中对业务流程不断调整和完善，用科学的业务流程优化信息系统建设，利用高效的信息系统使业务流程更加规范。各地要在遵循卫生部《新型农村合作医疗信息系统基本规范（试行）》（卫办农卫发〔2005〕108 号，简称《规范》）的前提下，充分考虑未来发展需要并结合本地实际，合理选择适宜的技术方案、投资规模和阶段性目标，并探索与当地综合卫生管理信息系统的资源共享与信息交流，使相关信息得到充分有效地利用。

3. 统一标准，分步实施

原则上要按照《规范》要求，逐步以省为单位统一合作医疗管理软件。暂不具备条件的地区，必须按照《规范》的要求，统一软件标准和数据接口标准。各省级卫生行政部门要加强与财政等相关部门的沟通，根据本指导意见及财政部、卫生部《关于补助公共卫生专项资金的通知》（财社〔2006〕126 号，简称《通知》）要求，按照各地新农合信息系统建设规划和实施方案及财力等，组织招标采购，有重点、分步骤地逐年实施完成整个信息系统建设。在信息系统招标采购过程中，要切实选择具有经济实力、技术能力、行业经验和良好服务的合作单位共同进行新农合信息系统的建设和维护。

4. 规范管理,确保安全

国家级与省级新农合信息系统平台和数据库要建立在同级卫生行政部门。如省级以下设立新农合信息平台,可以建立在同级卫生行政部门,也可委托设在经信息产业行政部门认定具有 IDC(Internet Data Center,即互联网数据中心)资格的 IT(Information Technology,即信息技术)企业,接受委托的企业负责新农合信息系统的运行和日常维护。无论经办机构(含社保部门和保险公司)采取何种模式介入,它与新农合有关的业务信息都必须纳入各省级新农合信息系统中心数据库并接受上级卫生行政部门的业务管理与指导。未经省级及以上卫生行政部门批准,任何部门和单位不得转移、公布和使用新农合相关信息,更不能用于商业目的。要建立新农合信息系统管理制度,确保信息系统长期、持续和稳定运行。要严格遵守中国知识产权相关法律,购买和使用正版软件。严格按照国家有关信息安全的规定和标准建设、管理新农合信息系统,使之具有安全保护和保密措施以及应对计算机犯罪和计算机病毒的防范能力,确保系统和数据安全。

**(三)信息系统结构**

1. 信息系统框架结构

全国新农合信息系统建设要逐步建成以两级平台(国家级、省级)为主,多级业务网络(国家、省、市、县)并存的模式。提倡按照省级建立信息平台,县级建立业务操作网络,市级通过省级平台建立辖区虚拟信息管理网络的方式建立省以下新农合信息系统。建设初期业务网络至少要覆盖到乡镇经办机构和同级的定点医疗机构,并随着业务的发展和管理的需要进行适当扩展。市、县两级是否建立信息平台,由各省级卫生行政部门根据具体情况,本着合理、节约、高效的原则确定。

2. 信息系统构成

国家级和省级新农合信息系统的构成可分为决策辅助系统、业务管理系统、基层单位管理平台以及门户网站系统四部分。

3. 国家级信息平台和数据库建设

新农合国家级信息平台和数据库（以下简称国家级平台和数据库）是新农合信息系统的核心部分，是直接服务于决策和联系各省级新农合信息网络的枢纽。国家级平台和数据库应具有海量数据存储、实时获取数据、支持数据应用、实现业务监测等多重功能。

4. 省级信息平台和省级中心数据库的建设

新农合省级信息平台和中心数据库（以下简称省级平台和数据库）是各省（区、市）新农合信息系统的核心部分，是服务于各地新农合决策和联系本辖区各级新农合信息网络的中心平台。省级数据库主要存储以下数据：

（1）辖区内社会经济基本情况的基础数据和统计、汇总数据；

（2）辖区内新农合基金筹集和使用情况的全部详细数据和统计、汇总数据；

（3）辖区内参合、实际医药费用发生和构成以及补偿情况的全部详细数据和统计、汇总数据；

（4）辖区内新农合管理机构的基础数据和统计、汇总数据；

（5）向国家级数据库上报的反映新农合基金筹集和使用、参合人员费用补偿情况的统计汇总数据以及反映社会经济基本情况和新农合运行与管理的各项数据；

（6）其他需要收集的数据。

**（四）建设实施进度**

全国新农合信息系统建设可分三个阶段进行。第一阶段（2006年至2007年年底）：在推动县级网络建设与应用的同时，完成国家级和省级信息平台建设，完成国家级和省级中心数据库的规划及初步设计，完成第一期应用系统（以各省、自治区、直辖市数据汇总统计为重点）的开发与实施。首先实现全国第一批试点县新农合系统与省级系统的并网运行。第二阶段（2007年年底至2008年年底）：进一步完善和强化国家级和省级中心数据库的设计，完成第二期应用系统(以规范化数据采集、管理为重点)的开发和实施,以省为单位统一各县新农合管理软件系统,实现各县的规范化数据在省级中心数据库的集中存储。第三阶段(2008 年年底至 2010 年年底):完成全部系统设计和第三期应用系统(以数据综合管理、数据分析和数据挖掘为重点)的开发与实施,并随着新农合制度的不断推进,逐步实现全国新农合规范化数据的集中存储和分析。

**(五)保障措施**

1. 加强领导

各级卫生行政部门在加快推进新农合工作中,要切实加强对新农合信息系统建设的领导,建立健全新农合信息化的管理协调机制,加强技术指导。各级卫生行政部门要按照《规范》和《通知》的要求,制订切实可行的监督评估方案并组织实施。卫生部将组织有关专家检查、指导各地新农合信息系统建设。

2. 做好规划

各省级卫生行政部门应按照本指导意见提出的原则,在 2007 年 2 月底前,制订出本省(区、市)新农合信息系统建设方案。要充分考虑系统的整体性、科学性和可持续发展性,采取充分论证、试点运行、分步实施、全面推广的方法,紧密结合本地区实际,务求实效。

3. 加大投入

完善分级负担的新农合信息系统建设资金保障机制,兼顾建设和日常维护。中央财政对中西部地区省级平台建设给予补助,各地要落实信息系统建设投入并保障信息系统运转,发挥信息系统的效益,提高管理水平。各地要依据国家财经法律法规,完善新农合信息系统建设资金管理制度,实施对新农合信息系统建设资金使用的全过程监督管理。

4. 加强培训

加强对新农合信息系统有关人员的培训,从整体上提高信息系统管理和操作人员队伍的素质,形成科学管理团队,提高各级管理部门的应用能力。在确保系统安全性和核心技术自主性的前提下,引进国外先进技术和资金,加快全国新农合信息系统的建设与发展。

## 四、河南及其他地区的最有借鉴意义的措施

### (一)河南省实行新农合机构直补

2010 年 7 月 22 日上午,武警河南省总队医院与许昌市、淮阳县、鹿邑县正式签订新型农村合作医疗定点机构直补协议。即日起,在该院住院的三地农民将可以直接报销。数百万参合农民得到了实惠。

省卫生厅相关人士表示,新农合机构直补的实现,对于满足农村患者更高的医疗需求,增强定点医疗机构费用控制意识有着非常现实的意义。

作为武警部队首批三级甲等医院,武警河南省总队医院被社会各界誉为“爱民医院”,被中国医院管理协会评为“全国百姓放心示范医院”等。2009 年,该院成为首批郑州八区一市直补试点医院。

武警河南省总队医院专门开设了直补窗口,参合农民当天出院当天报销,制订了一系列优惠措施,如印制“新农合患者就医流程卡”,为外地住院的新农合病人报销来院车票费用,免费为病人复印病历及相关报销手续等。

### (二)其他地区新农村养老保险制度公布

2010 年 3 月 15 日,徐州市人力资源和社会保障局公布了《徐州市新型农村社会养老保险制度实施办法》。具有徐州市户籍,年满 16 周岁(不含在校学生)、未参加城镇职工基本养老保险的农村居民,均可在户籍所在地参加新农保。徐州市 400 余万农民将实现老有所养。

按规定,新农保基金由个人缴费、集体补助、政府补贴构成。个人缴费:缴费标准目前设有每年 100 元、200 元、300 元、400 元、500 元、600 元、800 元、1 000 元 8 个档次。参保人自主选择档次缴费,多缴多得。集体补助:有条件的村集体应对参保人缴费给予补助,补助标准由村民委员会民主确定。鼓励其他经济组织、社会公益组织、个

人为参保人缴费提供资助。政府补贴:政府对符合领取条件的参保人全额支付新农保基础养老金。鼓楼、云龙、泉山和九里区基础养老金由市财政和区财政各按50%比例承担;贾汪区基础养老金由省、市财政承担50%,贾汪区财政承担50%;徐州经济开发区基础养老金由市财政承担25%,开发区财政承担75%;六县(市)基础养老金由省财政(含中央财政补助)给予补助。

地方政府对参保人参保给予补贴,补贴标准根据选择的缴费档次确定,每人每年30元至70元;有条件的地区可提高补助标准,补助水平限低不限高。另外,对农村重度残疾人等缴费困难群体,地方政府为他们代缴部分或全部最低标准的养老保险费,其中一级残疾人每人每年代缴100元,二级残疾人每人每年代缴50元。六县(市)参保补贴和为残疾人代缴养老保险费的具体标准及办法由各县(市)人民政府确定。

按规定,养老金待遇由基础养老金和个人账户养老金组成,支付终身。

基础养老金标准每人每月最低60元,地方政府可根据当地实际情况适当提高标准,提高部分的资金由地方财政支出。本办法实施前,已按老农保政策领取养老金的60周岁以上人员,待遇高于按新政策计算养老金水平的,可继续执行原标准;低于按新政策计算养老金水平的,按新政策标准执行。

个人账户养老金的月计发标准为:个人账户全部储存额除以139。参保人死亡,个人账户中的资金余额,除政府补贴外,可以依法继承;政府补贴余额用于继续支付其他参保人的养老金。

养老金领取条件:年满60周岁、未享受城镇职工基本养老保险待遇的本市户籍农村居民,符合领取养老金条件的,可按月领取养老金。本办法实施前,已经领取老农保养老金的55周岁至60周岁女性,仍按原待遇标准继续领取,年满60周岁后按本办法确定的标准领取。

本办法实施时,已年满60周岁、未享受城镇职工基本养老保险待遇的，不用缴费，可按月领取基础养老金，但其符合参保条件的子女应当参保缴费；距领取年龄不足15年的，可按年缴费并允许补缴，累计缴费不超过15年。

另外，凡已参加老农保、年满60周岁且已领取老农保养老金的参保人，可享受新农保基础养老金；对已参加老农保、未满60周岁且没有领取养老金的参保人，应当将老农保个人账户资金并入新农保个人账户，按新农保的缴费标准继续缴费，符合规定条件时享受相应待遇。

# 第四章　交通事故与几种常见的刑事犯罪

## 一、交通事故逐年增加

在城市，尤其是大中型城市，交通事故的发生率一般要高出农村好几倍，甚至是几十倍。随着我国经济的快速发展，城市私人拥有车辆急剧增多，道路拥堵，交通事故频繁发生，造成许多家庭家破人亡。因此，要特别提醒广大农民朋友在外出打工时，一定要提高交通安全意识，小心谨慎，严格遵守道路交通法，行走在人行道和斑马线上，红灯停、绿灯行，安全第一。做到开车不饮酒，饮酒不开车。自觉维护公共交通安全。

例如：东莞交通巡回庭成立一年，调解成功率达 37.14%。

2010－12－01　07:23　南方报网—南方时报

东莞市第一人民法院民三庭专门处理交通案件。早在 1998 年，东莞市人民法院还未"一分为三"时，就首开先河成立交通庭专门办理交通案件。1998 年曾有媒体报道，当时广州本田每生产 10 辆汽车，就有 3 辆入户东莞。

由于机动车增加而导致交通庭案件年年递增，尽管办案法官人数增加了，但办案压力却不减反增。10 年间，交通庭案件剧增 20 倍。

2009 年 11 月 2 日，东莞市第一人民法院民三庭又首开全省先河，在其辖区内的石排镇交警大队成立交通事故巡回法庭(简称交通巡回庭)。该庭有一名法官，名叫叶贤斌，还有两名书记员。每周一、三、五，该法庭现场办案，每个工作日至少要调解 4 宗案件，要面对 16 名当事人。

截至 2009 年年底，交通巡回庭成立一年，已成功调解 488 宗案件，调解成功率达 37.14%，案件自动履行率为 100%。

设立交通巡回庭的目的是消化基层案件。因此,案件处理对事故双方是否“足够方便”,可以看成巡回庭成功与否的衡量标准。

## 二、案多人少难应付

东莞市第一人民法院院长陈斯说,成立交通巡回庭目的之一就是探索司法能动,把交通事故案件的矛盾消灭在基层。案多人少是东莞法院的现状,公正而快速结案、执行意义重大。

在交通巡回庭成立一年中,石排交警部门共处理交通事故 1 314 宗。如果有 50% 的案件涌向东莞市第一人民法院民三庭,再加上第一法院辖区内的其他派出法庭的交通案件,民三庭的法官就腾不出人手处理其他案件了。

近年来,东莞市汽车拥有量迅速增长,交通事故频发,专门处理交通事故的东莞市第一人民法院民三庭压力骤增。包括石排法庭在内,整个法院 2009 年受理的交通事故案件高达 2 222 宗,2010 年 1 月至 10 月受理的交通事故案件已达到 2 031 宗。

民三庭到底还能塞进多少交通案件?这是个让办案法官不敢去回答的问题。把案件通过调解快速地消除在基层是必走之路。因此,交通巡回庭在成立前就被赋予两个使命:一是缓解民三庭案件压力,二是缩短办案周期。

2009 年 11 月 2 日,石排交警大队成为试点单位,名字颇为拗口的“交通事故诉调对接流动岗”成立,它就是交通巡回庭的前身。流动岗安排法官周一、周三和周五现场办公,按照快立、快审、快结的“一站式”服务,既要方便人民群众,又要消化掉一大批按照简易程序就能处理的交通事故人身损害赔偿案件。

## 三、关键是要“方便”

东莞交通事故受害者以新莞人居多。如果官司诉讼周期较长,受害方要花钱请律师,四处奔波,费时费力。打完官司后,还要申请执行。等实际拿到赔偿款时,往往又过了好几个月。如果遇上执行难，有些肇事者在车辆没被保全的情况下将车开走，受害者找不到可执行的财产，问题就更大了。

这些问题在石排交通巡回庭里可得到妥善解决，“方便”是判断巡回庭好坏的直观标准。

在探索便民司法程序方面，法院着实费了些心思。经过完善，简单明了的《石排巡回法庭交通事故案件处理流程图》和《石排巡回法庭交通事故司法程序》问世。今年，顺德一家法院把《石排巡回法庭交通事故案件处理流程图》和《石排巡回法庭交通事故司法程序》一字不漏地搬回去宣传和实行。

《石排巡回法庭交通事故案件处理流程图》和《石排巡回法庭交通事故司法程序》规定：交通事故发生后，当事人一般先书面申请交警部门进行调解，交警部门调解成功的案件，根据当事人申请能以调解书的形式进行司法确认；交警调解未成功的，巡回庭法官提前介入调解；巡回庭亦不成功的且符合适用简易程序审理的，启动速裁程序，实行快审快结；对案情复杂的案件，引导当事人到民三庭立案处理。而在案件处理过程中，当事人可直接向巡回庭提出申请诉前财产保全或解除财产保全等。

截至2010年10月，交通巡回庭调解成功率达37.14%，案件自动履行率为100%。在该庭成立前一年，单靠交警部门调解，成功率只有12.86%。

## 四、案例一

交通巡回庭有多忙？自2009年11月开展工作，到2010年10月，法庭共调解交通事故案件488宗，平均每天处理1.3宗案件。该巡回庭每周上班3天，相当于每个工作日处理4宗案件。

交通事故案件认定程序很简单，难就难在安抚当事人情绪。如果每宗案件有4名当事人参与调解，则每个巡回庭工作日要与16名当事人打交道。

交通巡回庭调解有多难？当事人一个笑容，就可能毁掉一场来之不易的谈判。

2010年11月26日上午，交通巡回庭人潮汹涌。这时，3起案件的当事人同时来到调解室。这边当事人刚吵完，那边又有人等着询问赔偿数额。法官叶贤斌、书记员曾致莲和交警大队副中队长高志超恨不得自己有分身术。

突然，调解室里传来叫骂声，一个受害者家属骂骂咧咧地走出来。书记员追出来反复询问才知道，肇事方车主在谈定赔偿款时“笑了一下”。这一笑，使一宗调解接近尾声的案子出现了180°逆转。

该妇女说：“他（车主，替肇事雇员谈判）说，‘赔17万元就17万元’，说完就笑了。”

这位年近半百的妇女被这不合时宜的“笑”彻底激怒了，她激动得连拍桌子，破口大骂，甩下一句：“我们不谈了，我们走人。”便拂袖要走。

该妇女的愤怒确实事出有因。她年近70岁的父亲丧身车轮下，赔偿款从50万元谈到25万元，当天又谈到17多万元。

眼看要谈崩，叶贤斌和石排交警大队副中队长高志超赶紧把双方当事人分开，车主被带入另一间休息室。当时，时间已过了中午12时，交通巡回庭里另有几对当事人等待协调处理。

“你当时笑了没有？”叶贤斌法官责问车主。

车主辩解道：“我没有笑，那是我的习惯动作。”

叶贤斌只好把车主的解释转告该妇女，要求双方先冷静，吃了中午饭谈判从头开始。

## 五、案例二

对许多当事人来说，交通巡回庭最大的好处是可以当面跟法官“吵”。调解室里只有一台用于记录的笔记本电脑，可供调解的房间有3个，简单的摆设让当事人感到放松，既可以无拘无束地谈判，也可以直接向法官诉苦。此时，叶贤斌既是交通事故案件的调解员，也是案件的裁决者。

2010年9月1日,一辆轻型厢式货车撞倒载客摩托车,摩托车上的女乘客不治身亡。这起事故来到叶贤斌手里,因为赔偿数额存在争议,几乎每隔一星期,双方当事人就找来"吵"上一遍,"吵"了五次后,双方握手言和。

"死一个人,别人赔了几十万、上百万,我们怎么只能赔这么一点点?我不同意。"这是死者家属对法官说的。

"就是这么多,要不要随便。不要,就去法院起诉我。"肇事者态度也很强硬。

叶贤斌分别于9月24日、9月27日、10月13日、11月5日和11月8日进行了耐心调解,他明白,当事人之所以跟他"吵",是因为他们对赔偿标准和案情并不全盘了解,而且当事人会请律师或者朋友出谋划策,但这些意见并不全面,甚至可能有误导作用,因此当事人不了解的部分应由法官告知。

叶贤斌深谙"吵"的好处。当事人跟法官"吵",就是把矛盾和不满摊开,法官也能由此得知人情冷暖。如果拖到开庭,当事人面对的将是庄严的法庭、法官和一纸冷冰冰的判决书。

叶贤斌说,他也愿意和当事人"吵",人情、法理越辩越明,越辩,矛盾就越能消解在基层。

## 六、案例三

一旦出现交通事故,首先要保护好现场,及时拨打110报警电话,拨打保险公司的交通事故报警电话;如有人员受伤或者死亡的,就需要律师介入,按严格的法律程序索赔。计算索赔数额,提出事实和理由。以下通过具体案例来说明。

**(一)侬某交通事故赔偿纠纷案**

2011年丘北县某镇农民侬某在春节期间看到本村外出打工的人回来都是大包小包的扛着,日子过得红红火火,而自已家境贫寒,日子过得很不舒坦,于是产生了外出打工赚钱的想法。2011年2月

11 日侬某把孩子托付给父母看护，自己也加入了南下打工的队伍。然而这一去却永远也回不来了。原来侬某坐上南下的大客车在到广昆高速路的服务区下车吃饭时，由于没出过远门，上错了车，被其他车拉走，被发现后在高速路上被放了下来，在走回的路上被一辆高速行驶的客车当场撞死。事发后，其家属没有经历过这种事情，又不懂法律，只有委托圆合圆律师事务所的律师全权代理他们处理交通事故赔偿纠纷事宜。

律师接受委托后，经过调查取证及依据相关的法律，认为受害人在高速公路上行走虽然有过错，但高速公路服务区管理不到位，导致顾客上错了车，同时拉受害人到广东的客车在没有人上完的情况下就开走，致使受害人找不到自己所坐的车辆，从而导致事故的发生，二者有着不可推卸的责任。律师在分析后把高速公路公司、汽车运输公司以及其保险公司告上法庭，经过法院审理，法院认为侬某作为成年人在高速公路上行走是不正确的，对该起事故应该承担主要责任，高速公路管理者由于没有尽到管理职责，对于事故的发生有过失，应该承担部分责任，而汽车运输公司由于没有尽到安全运送旅客到达目的地的义务，构成了违约，因此也应该承担部分责任，最终判决被告连带承担赔偿侬某家属 4 万余元的赔偿费用。

圆合圆律师事务所的观点：

(1)外出务工的农民工在外出期间一定要遵守交通规则，保护好自己的生命财产安全；

(2)乘车外出一定要乘坐正规的客车运输公司的车，并且要购买正规车票；

(3)要有风险意识，应该自觉购买意外保险，这样可以有更多的保障；

(4)发生交通事故后，应该及时咨询律师或者专业的法律人士，从法律上最大程度地保护自身的合法权益(云南圆合圆律师事务所张仕龙律师提供)。

## （二）固定收入人员交通事故致残是否需赔偿残疾赔偿金？

【案情】张某是公务员，因公出差时，发生交通事故致七级伤残，在诉讼过程中，对残疾赔偿金一项发生争议，肇事方认为，张某是公务员，有固定工资收入，虽然残疾，但是收入并没有减少，所以残疾赔偿金不用赔偿。

【分歧】有固定收入人员交通事故致残是否要赔偿残疾赔偿金？

第一种观点：残疾赔偿金属于财产性损失，张某虽然残疾了，但是他的收入并没有减少，所以不用赔偿。

第二种观点：残疾赔偿金虽然是财产性损失，但是，我国不完全采取收入丧失说。所以仍然要赔偿张某的残疾赔偿金。

【分析】笔者同意第二种观点，残疾赔偿金是指对受害人因人身遭受损害致残而丧失全部或者部分劳动能力的财产赔偿。《最高人民法院关于审理人身损害赔偿案件适用法律若干问题的解释》对残疾赔偿金性质的规定，确认为因丧失全部或者部分劳动能力而导致收入减少的财产赔偿。但是，如果只有财产实际受到了损失才赔偿残疾金，这显示是不合理的，如果这样，未成年没有劳动能力，致残后也没有劳动收入的损失，也不用赔偿残疾赔偿金，显然不公平。《人身损害赔偿司法解释》在丧失劳动能力人身损害赔偿的理论基础上，同原先《民法通则》及其司法解释的规定更显进步，抛弃了生活来源丧失说，采用了相对的劳动能力丧失说，并在某些情形下兼采收入丧失说。因此，本案中虽然张某没有因残减少收入，仍然可以获得残疾赔偿金，但可以对残疾赔偿金作相应调整。

编者认为：生命是无价的，健康也是无价的，所谓的伤残死亡赔偿金，只是法律规定的一个一般性的补偿标准，或者说是法律底线。最近的高铁 2011 年 7 月 23 日温州撞击案件，公开报道每人赔偿 91.5 万元，“宝马车撞人”民事赔偿可达上百万元。因此，不能因有工作和经济收入不减少就减轻民事赔偿责任，法律和现在司法实践也都支持精神损害赔偿金，更体现出以人为本的司法理念。

另外，广东国扬律师事务所许天萍律师认为，交警局根据《交通事故处理程序规定》第四十五条认定:属于交通意外,各方均无责任。此处“各方均无责任”是指各方当事人的事故责任,并非民事赔偿责任。根据《道路交通安全法》第七十六条中相关规定:当机动车在道路交通中发生事故,给他人造成损害时,由机动车一方承担责任,在证明了行人有违反道路交通安全法律、法规,并且机动车驾驶人已经采取必要处置措施的情况下,减轻机动车一方的责任。因此,该事故中的受害人有权向人民法院提起诉讼,要求保险公司及机动车一方承担相应的民事赔偿责任。

# 第二篇　外出务工法律知识

近年来，随着农村生产力水平不断提高，农村外出务工人员大幅度增加，劳务经济已成为农村经济的重要组成部分，在有些地区，甚至成为当地的主导经济。但是，这些外出务工人员文化水平相对来说都不高，在外出务工的过程中，自己享有哪些法律法规所规定的权利、应该承担哪些法律法规规定的义务，以及发生哪些问题应该用哪些法律法规去维权都不知道。

所以，为促进我国经济建设与和谐社会的发展顺利进行，应中共中央宣传部要求，针对外出务工人员在外出务工活动中经常遇到的一些法律问题，以及应该掌握哪些基本的法律常识，可以避免一些法律问题的发生，如何维护自己的合法权益不受侵犯等相关问题，特编写了此简易读本，希望可以为广大读者提供法律帮助，从中找到相应的解决方法。

## 第一章　劳动合同

### 一、外出务工人员现状

随着农村生产力水平不断提高，剩余劳动力越来越多，所以出现了大量的农民工涌入城市，寻求农业之外的第二经济的现象。但是，如果没有计划、没有目的地盲目进城去寻找工作机会，反而会带来一些负面效果，其表现有三：一是大量的农村富余劳动力盲目涌入大城市，这种“误打误撞”的办法找到工作的可能性极小，可能会造成城市臃肿，贫民窟膨胀，进一步导致污染严重、犯罪率上升等社会问题；二是浪费自身的钱财，盲目进城务工，最直接的后果就是会带来经济上的损失，只计算乘车费用以及办理证件的费用可能就是一笔不小的花费，更何况在没找到工作之前的伙食费、住宿费等，加起来可能就是几年的田间收入了；三是容易上当受骗，有些不法分子经常利用农村富余劳动力进城急于找到工作的心理，进行诈骗、拐卖、勒索等犯罪活动，使进城务工的农民朋友们蒙受经济的或心理的伤害。

有些人抱着“挣口饭吃”的目的，盲目到大中城市寻找工作，花了不少钱却一无所获。有的人认为，反正城市有劳务市场和职业介绍所，到了以后再找工作也不迟；有的人仅仅是听说家乡有人在某地“混的不错”，就贸然找上门去，希望老乡帮忙给找个工作；还有的人是在别的城市“碰壁”之后，又流动到一个新城市“碰碰运气”，这都是不可取的。城市不是弯腰就能拾到黄金的地方，所谓“在家千日好，出门事事难”，进城务工之前一定要做好必要的准备，把应该考虑的问题都全盘考虑清楚。特别是获得准确的信息是十分重要的。

农村外出务工人员以青年劳动力为主，目前留在农村的妇女、儿童和老人占了较大比重，而且外出数量还在逐年增多。这些人员文化水平一般不高，劳动技能缺乏，外出人员中仅有极少数接受过职业教育。有关调查资料显示，外出务工人员中高中及以上文化程度的很少，仅占外出总人数的 7% 左右，绝大多数为小学和初中文化程度。调查数据充分说明：一方面，普及九年义务教育已取得一定成效；另一方面，教育事业虽经长期的努力，取得了不菲的成绩，但劳动力文化素质还有待进一步提高。

外出方式以自发转移为主。外出务工人员的务工收入已成为农民收入的一大支柱，但农村外出务工人员的外出方式还是以自发为主，而由地方政府有组织地向外输出劳动力的机会和数量较少。这既不利于对外出务工人员的管理，也不利于外出人员的充分就业和持续、稳定增加务工收入。农村外出务工人员主要流向东部经济发达地区。随着西部大开发战略的实施，西部基础设施建设投入增加，建设步伐加快，2002 年到西部地区务工的人员比重有所提高。但伴随基础设施建设前期土建工程的阶段性完工，转入技术性施工阶段。

由此可以看出,经济发达地区对农村劳动力的吸纳能力明显高于经济欠发达地区和落后地区,同时从一个侧面也暴露出外出务工人员在从业工种方面还存在一定的局限性。

外出人员合法权益受到不同程度的侵害,主要表现在:一是务工人员工资不能及时发放。农村外出务工人员在外务工的主要对象是个体工业企业,企业业主为了减少流动资金量和防止工人“跳槽”,或减轻债务压力等,往往采取拖欠工人工资的办法,拖欠时间少则一个月,多则一年半载。二是企业老板为追求更高利润,随意延长工人的工作时间,加大劳动强度。一些务工人员反应,他们在企业的工作时间一般一天在 10 小时以上,最高达 14 小时。三是企业老板对工人稍不满意就随意开除,使工人随时处于紧张状态。四是由于工人身处异乡工伤得不到足额补偿等。

## 二、劳动合同适用的范围及订立

大多数人找到工作后与用工单位之间不签订劳动合同,有些是不知道应该跟哪类用人单位签订,对工种、用工性质、用工期限等基本没有什么具体的概念。有的根本就不知道该签订合同,以为我给你干活,你给我发工资就是了。殊不知,不签订劳动合同的话会对劳动者自身权益造成很大危害,其具体表现主要有以下几个方面:首先,不签订劳动合同,就没法缴社保,没法享受医疗保险、失业待遇和退休待遇,缴不了社保,将来一旦出现工伤,很有可能导致工伤不能被认定。其次,用工单位不给劳动者办劳动就业登记,对劳动者的工作时间有影响,医疗期、带薪休假等都是要考虑劳动者的工作年限的。最后,不签订劳动合同,最直接导致的后果就是:一旦发生纠纷,相应的证据不好调取,要证明与用人单位之间存在劳动关系,劳动合同是最好的证明。举一个简单的例子加以说明:甲是某公司老板,乙去应聘。甲、乙口头约定,乙在甲单位担任文员一职,月薪为 1 500 元,试用期为一个月。一个月试用期未满,甲又在人才市场招了一个刚毕业的大学生丙,这个大学生由于刚毕业,没什么社会经验,工资才要求每月 1 000 元，做一样的工作，每个月却能少支出 500 元工资，甲当然开心，于是就把乙辞了，让丙来代替其职。乙就给甲要工资，甲就说你没干够一个月，哪里有工资？乙就找劳动行政管理部门去投诉，劳动行政管理部门热情接待了他，听明原由后就问乙有没有签订劳动合同，乙说没有。劳动行政管理部门去甲公司调查，甲说乙就不是甲单位的员工，乙从来就没在甲单位工作过。由于乙手里能证明劳动关系方面的什么证据都没有，所以最后导致维权无门，自己的合法权益得不到法律的保护。

下面就劳动合同的适用范围和订立详细地加以说明。首先是《中华人民共和国劳动合同法》（简称《劳动合同法》）的适用范围，我国《劳动合同法》第二条规定：中华人民共和国境内的企业、个体经济组织、民办非企业单位等组织（简称用人单位），与劳动者建立劳动关系，订立、履行、变更、解除或者终止劳动合同，适用本法。第二款：国家机关、事业单位、社会团体和与其建立劳动关系的劳动者，订立、履行、变更、解除或者终止劳动合同，依照本法执行。用人单位是指依法招用和管理劳动者，形成劳动关系，支付劳动报酬的劳动组织。《劳动合同法》的规定：《劳动合同法》的用人单位包括中华人民共和国境内的企业、个体经济组织、民办非企业单位等组织；国家机关、事业单位、社会团体以及劳务派遣单位。劳动者是指达到法定年龄，具有劳动能力，并实际参加社会劳动，以自己的劳动收入为主要来源的自然人。劳动关系是指劳动者与用人单位在实现劳动过程中所建立的社会经济关系。企业是以赢利为目的的经济性组织，包括法人企业和非法人企业，是用人单位的主要组成部分，是《劳动合同法》的主要调整对象。个体经济组织是指雇工 7 个人以下的个体工商户。民办非企业单位是指企业事业单位、社会团体和其他社会力量以及公民个人利用非国有资产举办的，从事非营利性社会服务活动的组织。如民办学校、民办医院、民办图书馆、民办博物馆、民办科技馆等。该条第一款采取列举加概括的方式明确了用人单位的范围，就是说除列举的三类用人单位外，该款还规定“等组织”。需要注意的是,这里的“等”属于“等外”,也就是说,除列举的企业、个体经济组织、民办非企业单位三类组织外,其他组织与劳动者建立劳动关系,也适用《劳动合同法》。《中华人民共和国劳动合同法实施条例》(简称《劳动合同法实施条例》)第四条规定:《劳动合同法》规定的用人单位设立的分支机构,依法取得营业执照或者登记证书的,可以作为用人单位与劳动者订立劳动合同;未依法取得营业执照或者登记证书的,受用人单位委托可以与劳动者订立劳动合同。按照最高人民法院关于适用《中华人民共和国民事诉讼法》(简称《民事诉讼法》)若干问题的意见,依法取得营业执照或者登记证书的分支机构属于《民事诉讼法》第四十九条规定的其他组织,是指合法成立、有一定的组织机构和财产,但又不具备法人资格的组织,包括:①法人依法设立并领取营业执照的分支机构;②中国人民银行、各专业银行设在各地的分支机构;③中国人民保险公司设在各地的分支机构。依法取得营业执照或者登记证书的分支机构具有用工主体资格,可以作为用人单位与劳动者订立劳动合同,可以直接作为劳动合同中的甲方(用人单位)。未依法取得营业执照或者登记证书的分支机构,只能受用人单位委托与劳动者订立劳动合同,即劳动合同中的用人单位只能是设立该分支机构的单位,不能将分支机构直接列为用人单位。如会计师事务所、律师事务所等,它们的组织形式比较复杂,有的采取合伙制,有的采取合作制,它们不属于本条列举的任何一种组织形式,但他们招用助手、工勤人员等,也要签订劳动合同,对此,《劳动合同法实施条例》第三条明确规定:依法成立的会计师事务所、律师事务所等合伙组织和基金会,属于《劳动合同法》规定的用人单位。因此,也需要适用《劳动合同法》。第二款规定的国家机关包括国家权力机关、国家行政机关、司法机关、国家军事机关、政协等,其录用公务员和聘任制公务员,适用《中华人民共和国公务员法》(简称《公务员法》),不适用《劳动合同法》,国家机关招用工勤人员,需要签订劳动合同,就要适用《劳动合同法》。事业单位适用《劳动合同法》,可以分为三种情况:第一种是具有管理公共事务职能的组织，如证券监督管理委员会、保险监督管理委员会、银行业监督管理委员会等，其录用工作人员是参照《公务员法》进行管理，不适用《劳动合同法》。第二种是实行企业化管理的事业单位，这类事业单位与职工签订的是劳动合同，适用《劳动合同法》的规定。第三种是事业单位如医院、学校、科研机构等，有的劳动者与单位签订的是劳动合同，签订劳动合同的，就要按照《劳动合同法》的规定执行；有的劳动者与单位签订的是聘用合同，签订聘用合同的，就要按照《劳动合同法》第九十六条的规定，即法律、行政法规和国务院另有规定的，就按照法律、行政法规和国务院的规定执行；法律、行政法规和国务院没有特别规定的，也要按照《劳动合同法》执行。按照《社会团体登记管理条例》的规定，社会团体是指中国公民自愿组成，为实现会员共同意愿，按照其章程开展活动的非营利性社会组织。社会团体的情况也比较复杂，有的社会团体如党派团体，除工勤人员外，其工作人员是公务员，按照《公务员法》管理；有的社会团体如工会、共青团、妇联、工商联等人民团体和群众团体，文学艺术联合会、足球协会等文化艺术体育团体，法学会、医学会等学术研究团体，各种行业协会等社会经济团体。这些社会团体虽然《公务员法》没有明确规定参照，但实践中对列入国家编制序列的社会团体，除工勤人员外，其工作人员是比照《公务员法》进行管理的。除此以外的多数社会团体，如果作为用人单位与劳动者订立的是劳动合同，就按照该法进行调整。

要订立劳动合同，肯定要遵循一定的原则。关于订立劳动合同应该遵循哪些原则，《劳动合同法》也有明确的规定。《劳动合同法》第三条规定：订立劳动合同，应当遵循合法、公平、平等自愿、协商一致、诚实信用的原则。

适用范围有了，基本原则也就定了，那么，劳动合同签订了以后，又有什么效力呢？根据《劳动合同法》第三条第二款的规定：劳动合同依法订立即具有法律效力，用人单位与劳动者应当履行劳动合同约定的义务。劳动合同的效力就是劳动合同对当事人的约束力。根据本条的规定，劳动合同依法订立即具有法律效力，用人单位与劳动者应当履行劳动合同规定的义务。劳动合同依法订立，就受法律保护。非依法律规定或者征得对方同意，任何一方不得擅自变更或者解除劳动合同，否则就要承担法律责任。具体劳动合同的生效时间，当事人可以在劳动合同中约定，没有约定的，应当自双方签字之日起生效。在理解《劳动合同法》第三条时应当注意，劳动合同的生效时间和劳动关系的建立是两回事。劳动合同是劳动关系的表现形式，有的情况下劳动关系已建立，但并没有签订劳动合同；有的情况下劳动合同已生效，但并没有实际用工，劳动关系尚未建立。因此，违反劳动合同可以分为两种情况：一种是违反已经履行的劳动合同。这时劳动关系已建立，违反劳动合同约定，就要按照《劳动合同法》的规定承担违法责任，如《劳动合同法》第八十七条规定：用人单位违反《劳动合同法》规定解除或者终止劳动合同的，应当按照《劳动合同法》第四十七条规定的经济补偿标准的二倍向劳动者支付赔偿金。另一种就是违反已生效但尚未履行的劳动合同。这时劳动关系尚未建立，《劳动合同法》没有对这种情况下违反劳动合同的责任作出规定，这就需要合同双方在订立劳动合同时约定。劳动合同约定了违约责任的，按约定办，没有约定违约责任的，就无从承担责任。因此，在订立劳动合同时，双方应当在合同中约定履约责任。

为了让用人单位及劳动者能够互惠互利、实现共赢，《劳动合同法》还对用人单位制定的规章制度加以限制。《劳动合同法》第四条规定：用人单位应当依法建立和完善劳动规章制度，保障劳动者享有劳动权利、履行劳动义务。

用人单位在制定、修改或者决定直接涉及劳动者切身利益的劳动报酬、工作时间、休息休假、劳动安全卫生、保险福利、职工培训、劳动纪律以及劳动定额管理等规章制度或者重大事项时，应当经职工代表大会或者全体职工讨论，提出方案和意见，与工会或者职工代表平等协商确定。

在规章制度实施过程中，工会或者职工认为用人单位的规章制度不适当的，有权向用人单位提出，通过协商作出修改完善。

直接涉及劳动者切身利益的规章制度应当公示，或者告知劳动者。

(1)用人单位应当依法建立和完善劳动规章制度。用人单位的规章制度是用人单位制定的组织劳动过程和进行劳动管理的规则和制度的总和，也称为内部劳动规则，是企业内部的“法律”。规章制度内容广泛，包括了用人单位经营管理的各个方面。根据 1997 年 11 月劳动部颁发的《劳动部关于对新开办用人单位实行劳动规章制度备案制度的通知》，规章制度主要包括：劳动合同管理、工资管理、社会保险福利待遇、工时休假、职工奖惩，以及其他劳动管理规定。用人单位制定规章制度，要严格执行国家法律、法规的规定，保障劳动者的劳动权利，督促劳动者履行劳动义务。制定规章制度应当体现权利与义务一致、奖励与惩罚结合，不得违反法律、法规的规定。《劳动合同法》第八十条规定：用人单位制定的直接涉及劳动者切身利益的规章制度违反法律、法规规定的，由劳动行政部门责令改正，给予警告；给劳动者造成损害的，用人单位应当承担赔偿责任。规章制度的制定程序关键是要保证制定出来的规章制度内容具有民主性和科学性。规章制度的大多数内容与职工的权利密切相关，让广大职工参与规章制度的制定，可以有效地杜绝用人单位独断专行，防止用人单位利用规章制度侵犯劳动者的合法权益。职工参与企业民主管理，是企业管理制度的一个重要内容。这不仅仅是我国社会主义企业管理的特色，而且是世界范围内企业管理的一个趋势。职工如何参与企业管理，在哪些事项上，以什么形式和途径参与，我国的相关法律都作了规定。《劳动合同法》第八条规定：劳动者依照法律规定，通过职工大会、职工代表大会或者其他形式，参与民主管理或者就保护劳动者合法权益与用人单位进行平等协商。《中华人民共和国工会法》(简称《工会法》)第三十八条规定：企业、事业单位研究经营管理和发展的重大问题应当听取工会的意见；召开讨论有关工资、福利、劳动安全卫生、社会保险等涉及职工切身利益的会议，必须有工会代表参加。《中华人民共和国公司法》(简称《公司法》)第十八条第三款规定:公司研究决定改制以及经营方面的重大问题、制定重要的规章制度时,应当听取公司工会的意见,并通过职工代表大会或者以其他形式听取职工的意见和建议。

(2)平等协商的内容:直接涉及劳动者切身利益的劳动报酬、工作时间、休息休假、劳动安全卫生、保险福利、职工培训、劳动纪律以及劳动定额管理等规章制度或者重大事项。规章制度如工作时间、休息休假、劳动安全卫生、劳动纪律以及劳动定额管理等规章制度,重大事项如劳动报酬、保险福利、职工培训等。

(3)具体制定程序:根据《公司法》第十八条的规定,制定规章制度或者决定重大事项,应当经职工代表大会或者全体职工讨论,提出方案和意见,与工会或者职工代表平等协商确定。所以,这个程序分为两个步骤:第一步是经职工代表大会或者全体职工讨论,提出方案和意见;第二步是与工会或者职工代表平等协商确定。一般来说,企业建立工会的,与企业工会协商确定;没有建立工会的,与职工代表协商确定。这种程序,可以说是“先民主,后集中”。

(4)规章制度的异议程序:用人单位的规章制度既要符合法律、法规的规定,也要合理,符合社会道德。实践中有些用人单位的规章制度不违法,但不合理、不适当。如有的企业规章制度规定一顿饭只能几分钟吃完,一天只能上几次厕所,一次只能几分钟等。这些虽然不违反法律、法规的规定,但不合理,也应当有纠正机制。因此,本条规定在规章制度实施过程中,工会或者职工认为用人单位的规章制度不适当的,有权向用人单位提出,通过协商作出修改完善。

(5)规章制度的告知程序:规章制度是劳动合同的一部分,要让劳动者遵守执行,应当让劳动者知道。因此,本条规定,直接涉及劳动者切身利益的规章制度应当公示,或者告知劳动者。关于告知的方式有很多种,实践中,有的用人单位是在企业的告示栏张贴告示;有的用人单位是把规章制度作为劳动合同的附件发给劳动者;有的用人单位是向每个劳动者发放员工手册。无论哪种方式,只要让劳动者知道就可以。

## 三、劳动关系的形成

订立了劳动合同,并不代表就形成了劳动关系。根据《劳动合同法》第七条第一款规定:用人单位自用工之日起即与劳动者建立劳动关系。第二款规定:用人单位应当建立职工名册备查。

第十条第一款规定:建立劳动关系,应当订立书面劳动合同。

第二款规定:已建立劳动关系,未同时订立书面劳动合同的,应当自用工之日起一个月内订立书面劳动合同。

第三款规定:用人单位与劳动者在用工前订立劳动合同的,劳动关系自用工之日起建立。

之所以规定要用书面形式订立劳动合同,是因为用书面形式订立劳动合同严肃慎重、准确可靠、有据可查,一旦发生争议,便于查清事实、分清是非,也有利于主管部门和劳动行政部门进行监督检查。另外,书面劳动合同能够加强合同当事人的责任感,促使合同所规定的各项义务能够全面履行。与书面形式相对应的口头形式由于没有可以保存的文字依据,随意性大,容易发生纠纷,且难以举证,不利于保护当事人的合法权益。

由此可见,劳动关系的形成,是以是否真正用工来确定的,劳动合同应约定具体的时间为工作开始之日(即用工之日),约定的工作开始之日,即是劳动关系建立之日。如果合同没有约定具体的工作开始时间,一般认为,签订劳动合同之日,即为劳动关系形成之时。

举一个简单的例子加以说明:某公司要招聘工作人员,张三为该公司应聘者。双方一切谈妥,要签订劳动合同,那么,某公司就是用人单位,张三就是劳动者。合同约定某公司聘请张三为该公司的地区经理,负责公司郑州的业务,工作时间为 2012 年 1 月 1 日至 2012 年 12 月 31 日,每周一至周五的 08:30 ~ 12:00、14:30 ~ 18:00 为工作时间,法定节假日正常休息。若需加班,加班一天按平常工资的日双倍工资计算。单位给张三缴纳法律法规规定的各项社会统筹,吃住张三自理。合同到期前10日内双方协商是否续约。约定完毕，单位盖章，张三签字，落款日期为2011年12月1日，一式两份，双方各持一份为凭。在这份劳动合同中，可能会有些朋友们认为2011年12月1日这个时间是劳动关系建立的时间，因为是在这一天签订的合同。其实，劳动关系形成的时间是2012年1月1日（而且这天还必须确实开始去单位上班了），《劳动合同法》明确规定用人单位自“用工之日”起与劳动者建立劳动关系，该合同已经明确约定2012年1月1日是工作开始的时间，即法律规定的“用工之日”，所以，某公司与张三劳动关系的建立时间是合同约定的2012年1月1日，而不是合同签订的落款日期2011年12月1日这个时间。

对于已经建立劳动关系，但没有同时订立书面劳动合同的情况，要求用人单位与劳动者应当自用工之日起一个月内订立书面劳动合同。根据《劳动合同法》规定，用人单位自用工之日起满一年不与劳动者订立书面劳动合同的，视为用人单位与劳动者已订立无固定期限劳动合同（关于这个“无固定期限劳动合同”，下面会单独详细列出）。用人单位未在用工的同时订立书面劳动合同，与劳动者约定的劳动报酬不明确的，新招用的劳动者的劳动报酬应当按照企业的或者行业的集体合同规定的标准执行；没有集体合同或者集体合同未作规定的，用人单位应当对劳动者实行同工同酬。用人单位自用工之日起超过一个月但不满一年未与劳动者订立书面劳动合同的，应当向劳动者支付双倍的月工资。《劳动合同法实施条例》第六条规定：用人单位自用工之日起超过一个月不满一年未与劳动者订立书面劳动合同的，应当依照劳动合同法第八十二条的规定向劳动者每月支付双倍的工资，并与劳动者补订书面劳动合同；劳动者不与用人单位订立书面劳动合同的，用人单位应当书面通知劳动者终止劳动关系，并依照《劳动合同法》第四十七条的规定支付经济补偿。

可能这些大家一时不好理解，为了更直白一些，再举例加以说明。2011年1月1日，李四开始在某单位工作，约定月薪为2 000元。但是直到2011年5月1日李四辞职时，单位一直都没有与李四签订书面的劳动合同,辞职了,开始结算工资吧。单位与李四约定的月薪为2 000元,单位没有与李四签订书面的劳动合同,那么李四的实际应拿工资该是多少呢?根据法律规定,“用人单位自用工之日起超过一个月但不满一年未与劳动者订立书面劳动合同的,应当向劳动者支付双倍的月工资”。也就是说,约定的是月薪2 000元,实际应拿的是每月4 000元。但是,用人单位向劳动者每月支付双倍工资的起算时间为用工之日起满一个月的次日,截止时间为补订书面劳动合同的前一日。也就是说,李四的1月份第一个月的工资是约定的2 000元,剩余2、3、4三个月才是应该拿双倍工资的。

“用人单位自用工之日起超过一个月但不满一年未与劳动者订立书面劳动合同的,应当向劳动者支付双倍的月工资。”这样的规定导致了实践中出现一部分劳动者在用人单位要求签订劳动合同时借故不签订劳动合同想获取双倍工资的现象。所以,《劳动合同法实施条例》第五条规定:自用工之日起一个月内,经用人单位书面通知后,劳动者不与用人单位订立书面劳动合同的,用人单位应当书面通知劳动者终止劳动关系,无须向劳动者支付经济补偿,但是应当依法向劳动者支付其实际工作时间的劳动报酬。此条规定给了用人单位一个终止劳动关系的选择权。当然,这里用人单位需举证证明已经书面通知劳动者签订合同,而劳动者不签订书面劳动合同,因此用人单位应当具有证据意识,在书面通知送达时应当有劳动者的签收证据或其他可证明已经向劳动者送达书面通知的证据,否则会弄巧成拙。

根据《劳动合同法》第七条第二款的规定,用人单位应当建立职工名册。对于与本单位建立劳动关系的劳动者,用人单位应当建立职工名册,以备劳动行政部门查看。职工名册一般包括劳动者的姓名、性别、民族、出生年月、文化程度、政治面貌、职务、级别等内容。建立职工名册,对于用工管理、解决劳动争议、统计就业率和失业率等都有着很大帮助,同时便于劳动行政部门行使劳动监察职责。

在实践中,往往会遇到这种情况:有些用人单位为防止劳动者在工作中给用人单位造成损失，不赔偿就不辞而别的情况，利用自己的强势地位，在招用劳动者时用人单位会以各种名义收取劳动者的财物，譬如培训费、服装费、风险抵押金之类的名目；再不然就是提出要扣押劳动者的各种证件，比如资格证书、学历证书、暂住证、身份证等证件；如果不是本市户口，甚至应聘有些工作用人单位还会让其找本市户口的人来进行担保。劳动者如果想做这份工作，就必须服从用人单位的这些规定，要么交纳各种费用，或者把身份证等证件押给单位，要么就是找本市户口来为自己提供担保，不然的话就得不到这份工作。上述用人单位的这些行为都是不合法的，对此，《劳动合同法》第九条明确规定：用人单位招用劳动者，不得要求劳动者提供担保或者以其他名义向劳动者收取财物，不得扣押劳动者的居民身份证或者其他证件。劳动者有权拒绝用人单位以各种形式和名义向自己收取定金、保证金（物）或抵押金（物）。根据原劳动部1995年《关于贯彻执行〈中华人民共和国劳动法〉若干问题的意见》第二十四条的规定，用人单位在与劳动者订立劳动合同时，不得以任何形式向劳动者收取定金、保证金（物）或抵押金（物）。对违反规定的，由公安部门和劳动行政部门责令用人单位立即退还给劳动者本人。《劳动合同法》第八十四条也规定了向劳动者收取财物或者扣押劳动者证件的法律责任，即用人单位违反本法规定，扣押劳动者身份证等证件的，由劳动行政部门责令限期退还劳动者本人；依照有关法律规定给予处罚。用人单位违反本法规定，要求劳动者提供担保、向劳动者收取财物的，由劳动行政部门责令限期退还劳动者本人，按每一名劳动者500元以上2 000元以下的标准处以罚款；给劳动者造成损害的，用人单位应当承担赔偿责任。

依照国务院《企业职工奖惩条例》第十七条及原劳动部《工资支付暂行规定》第十六条的规定，因劳动者本人原因给用人单位造成经济损失的，用人单位可以按照劳动合同的约定要求他们赔偿经济损失。赔偿经济损失的数额，应由用人单位根据具体情况确定，从职工本人工资中扣除，但每月扣除的金额一般不要超过本人月标准工资的20%。若扣除后的剩余工资部分低于当地月最低工资标准,则按最低工资标准支付。如果能够迅速改正错误,表现良好的,赔偿金额可以酌情减少。

对上述法律规定,举一个简单的例子加以说明:张三应聘到某宾馆工作,上班第一天,单位收取了他300元的工作服装押金,一年后,张三在办理离职手续时,单位却称要扣取100元的服装折旧费。张三不服,到当地劳动争议仲裁委员会提起劳动仲裁。仲裁委经审理认为,《劳动合同法》第九条规定:用人单位招用劳动者,不得扣押劳动者的居民身份证和其他证件,不得要求劳动者提供担保或者以其他名义向劳动者收取财物。单位要求劳动者统一着装,是为了便于管理和树立更为良好的企业形象,这无可厚非。但是,《劳动合同法》规定用人单位有义务向劳动者提供必备的劳动条件,而提供工作服是职工必备的劳动条件之一的,用人单位应当义务提供,不能将生产成本转嫁给劳动者,因此不得向劳动者收取工作服装费用,所以裁定某宾馆将300元服装押金退给张三。

## 四、无固定期限劳动合同

下面着重说一下"无固定期限劳动合同"。根据《劳动合同法》第十四条规定:无固定期限劳动合同,是指用人单位与劳动者约定无确定终止时间的劳动合同。

用人单位与劳动者协商一致,可以订立无固定期限劳动合同。有下列情形之一的,劳动者提出或者同意续订、订立劳动合同的,除劳动者提出订立固定期限劳动合同外,应当订立无固定期限劳动合同:

(1)劳动者已在该用人单位连续工作满10年的;

(2)用人单位初次实行劳动合同制度或者国有企业改制重新订立劳动合同时,劳动者在该用人单位连续工作满10年且距法定退休年龄不足10年的;

(3)连续订立二次固定期限劳动合同,且劳动者没有《劳动合同法》第三十九条和第四十条第一项、第二项规定的情形，续订劳动合同的。

用人单位自用工之日起满一年不与劳动者订立书面劳动合同的，视为用人单位与劳动者已订立无固定期限劳动合同。

由于缺乏对无固定期限劳动合同制度的正确认识，不少人认为无固定期限劳动合同是"铁饭碗"、"终身制"，认为无固定期限劳动合同一经签订就不能解除。因此，很多劳动者把无固定期限劳动合同视为"护身符"，千方百计要与用人单位签订无固定期限劳动合同。同时，用人单位则将无固定期限劳动合同看成了"终身包袱"，想方设法逃避签订无固定期限劳动合同的法律义务。

这里所说的无确定终止时间，是指劳动合同没有一个确切的终止时间，劳动合同的期限长短不能确定，但并不是没有终止时间。只要没有出现法律规定的条件或者双方约定的条件，双方当事人就要继续履行劳动合同规定的义务。一旦出现了法律规定的情形，无固定期限劳动合同也同样能够解除。

无固定期限的劳动合同也是劳动合同的一种类型，在履行过程中，任何一方由于某种原因希望或已提出解除劳动合同，另一方只要表示同意，双方达成一致意见，就可以依据《劳动合同法》第三十六条的规定解除劳动合同。当法律规定的可以解除劳动合同的条件出现，或当事人在合同中约定的可以解除劳动合同的条件出现，无固定期限的劳动合同就可以依法定条件或约定条件解除。当劳动者有《劳动合同法》第三十九条规定的情形之一出现时，用人单位就可以解除劳动合同。用人单位有《劳动合同法》第三十八条规定的情形之一时，劳动者就可以解除劳动合同。由此可见，无固定期限劳动合同并不是没有终止时间的"铁饭碗"，只要符合法律规定的条件，劳动者与用人单位都可以依法解除劳动合同。

另外，有很多错误观点认为无固定期限劳动合同是不能变更的"死合同"。无固定期限劳动合同和其他类型的合同一样，也适用《劳动法》与《劳动合同法》的协商变更原则。按照《劳动法》的规定，用人单位与劳动者协商一致，可以变更劳动合同约定的内容。除劳动合同期限外，双方当事人还可以就工作内容、劳动报酬、劳动条件和违反劳动合同的赔偿责任等方面协商，进行变更。在变更合同条款时，应当按照自愿、平等原则进行协商，不能采取胁迫、欺诈、隐瞒事实等非法手段，同时必须注意变更后的内容不违法，否则，这种变更是无效的。

订立无固定期限的劳动合同，劳动者可以长期在一个单位或部门工作。这种合同适用于工作保密性强、技术复杂、工作又需要保持人员稳定的岗位。这种合同对于用人单位来说，有利于维护其经济利益，减少频繁更换关键岗位的关键人员而带来的损失。对于劳动者来说，也有利于实现长期稳定职业，钻研业务技术。

订立无固定期限劳动合同有以下两种情形：

第一种情形：用人单位与劳动者协商一致，可以订立无固定期限劳动合同。

根据《劳动合同法》规定，订立劳动合同应当遵循平等自愿、协商一致的原则。只要用人单位与劳动者协商一致，没有采取胁迫、欺诈、隐瞒事实等非法手段，符合法律的有关规定，就可以订立无固定期限劳动合同。

第二种情形：在法律规定的情形出现时，劳动者提出或者同意续订劳动合同的，应当订立无固定期限劳动合同。

无固定期限合同一经签订，双方就建立了一种相对稳固和长远的劳动关系，只要不出现法律规定的条件或者双方约定的条件，劳动合同就不能解除。因此，法律对无固定期限劳动合同的签订条件作了严格的规定，当事人一方并不能随意地要求签订或者拒绝签订无固定期限劳动合同。

根据《劳动合同法》第十四条规定，只要出现了该条规定的三种情形，在劳动者主动提出续订劳动合同或者用人单位提出续订劳动合同劳动者同意的情况下，就应当订立无固定期限劳动合同。这种续订劳动合同意愿的主动权掌握在劳动者手中，无论用人单位是否同意续订劳动合同，只要劳动者提出，用人单位就必须同意续订，而且是订立无固定期限劳动合同。如果用人单位提出续订劳动合同，劳动者有权不同意。劳动者同意的，应当订立无固定期限劳动合同。法律规定的这三种情形如下：

(1)劳动者已在该用人单位连续工作满10年的。签订无固定期限劳动合同的劳动者必须在同一单位连续工作了10年以上，是这个情形的最基本的内容。具体是指劳动者与同一用人单位签订的劳动合同的期限不间断达到10年。如有的劳动者在用人单位工作5年后，离职到别的单位去工作了两年，然后又回到了这个用人单位工作5年。虽然累计时间达到了10年，但是劳动合同期限有所间断，不符合在“该用人单位连续工作满10年”的条件。劳动者工作时间不足10年的，即使提出订立无固定期限劳动合同，用人单位也有权不接受。法律作这样的规定，主要是为了维持劳动关系的稳定。如果一个劳动者在该用人单位工作了10年，就能说明他已经能够胜任这份工作，而用人单位的这个工作岗位也确实需要保持人员的相对稳定。在这种情况下，如果劳动者愿意，用人单位应当与劳动者订立无固定期限劳动合同，维持较长的劳动关系。

(2)用人单位初次实行劳动合同制度或者国有企业改制重新订立劳动合同时，劳动者在该用人单位连续工作满10年且距法定退休年龄不足10年的。劳动合同制是以签订劳动合同的形式，明确规定用工单位和劳动者双方的权利、责任、利益，把用工与经济责任制相结合的一种新的用工制度劳动合同制度。1986年7月，我国决定改革国营企业的劳动用工制度，自1986年10月1日起，国营企业在新招收工人中普遍推行劳动合同制。随着《劳动合同法》的实施，劳动合同制度在各类企业当中广泛推行。国有企业改制在20世纪80年代中期开始，在20世纪90年代成为国有企业改革的核心内容，企业通过改变企业形态，改变企业股权结构，改变企业的基本制度，转变为符合自身特点的企业资产组织形式。

在推行劳动合同制度前，或是在国有企业进行改制前，用人单位的有些职工已经在本单位工作了很长时间。推行新的制度以后，很多老职工难以适应这种新型的劳动关系，一旦让其进入市场，确实存在着竞争力弱、难以适应的问题，年龄的局限又使其没有充足的条件来提高改进，应当说这是由于历史的原因造成的。他们担心的不仅是能否与原单位签订劳动合同的问题，还存在着虽然签订了劳动合同，但期限很短，在其尚未退休前合同到期却没有用人单位再与其签订劳动合同的问题。我们在制定法律和政策的同时，应当考虑那些给国家和企业作出过很多贡献的老职工的利益。因此，对于已在该用人单位连续工作满10年并且距法定退休年龄不足10年的劳动者，在订立劳动合同时，允许劳动者提出签订无固定期限劳动合同。如果一个劳动者以在该用人单位满10年，但距离法定退休年龄超过10年，则不属于《劳动合同法》第十四条规定的情形。

（3）连续订立二次固定期限劳动合同且劳动者没有《劳动合同法》第三十九条规定的情形续订劳动合同的。

根据这一项规定，在劳动者没有《劳动合同法》第三十九条规定的用人单位可以解除劳动合同的情形下，如果用人单位与劳动者签订了一次固定期限劳动合同，在签订第二次固定期限劳动合同时，就意味着下一次必须签订无固定期限劳动合同。所以在第一次劳动合同期满，用人单位与劳动者准备订立第二次固定期限劳动合同时，应当作出慎重考虑。

在制定《劳动合同法》时，这一项规定引起了较大的争议。有一些意见认为，连续签订两次固定期限的劳动合同，有可能累计时间却很短。这一项规定仅以签订固定期限劳动合同的次数为判断标准，容易导致用人单位对一些低技能、岗位专业性不强的劳动者采取到期不续签的做法，从而规避签订无固定期限劳动合同的法律义务，加重了劳动合同短期化的问题。这一项之所以这样设计，就是为了解决劳动合同短期化的问题。根据规定，用人单位在与劳动者签订一次固定期限劳动合同后，再次签订固定期限的劳动合同时，就意味着下一次只要劳动者提出或者同意续订劳动合同，就必须签订无固定期限的劳动合同。企业为了不签订无固定期限的劳动合同，但又能同时保持用工的稳定性，防止因频繁更换劳动力而加大用工成本，就会延长每一次固定期限劳动合同的期限，从而解决了合同短期化的问题。有的意见认为，这一项规定限制了用人单位的用工自主权。这种认识是错误的。因为劳动合同是由双方当事人协商一致订立的，劳动合同的期限长短、订立次数都由双方协商一致确定，选择什么样的劳动者的决定权仍掌握在企业手中。只不过在法律规定的情形出现时，用人单位才必须与劳动者签订无固定期限劳动合同，而且这种劳动合同也不是"终身制"的，在法律规定的条件或是双方协商约定的条件出现时，用人单位可以解除劳动合同。

同时，《劳动合同法实施条例》第七条也对无固定期限劳动合同加以规定：用人单位自用工之日起满一年未与劳动者订立书面劳动合同的，自用工之日起满一个月的次日至满一年的前一日应当依照《劳动合同法》第八十二条的规定向劳动者每月支付双倍的工资，并视为自用工之日起满一年的当日已经与劳动者订立无固定期限劳动合同，应当立即与劳动者补订书面劳动合同。《劳动合同法》第八二十条规定了用人单位在"视为已订立无固定期限劳动合同"的情况下仍负有补订书面劳动合同的义务，毕竟"视为"不等于已订立书面劳动合同。同时，用人单位还必须向劳动者支付11个月的"双倍工资"。

下面给大家介绍一个现实中真实的关于劳动争议的案例，希望遇到同样情况的读者朋友们可以借鉴一下。案件由郑州市某法院审理，现已经审结。

原告焦××与被告河南省××公司劳动争议纠纷一案。

原告焦××，女，现住郑州市××家属院。

被告河南省××公司，地址：郑州市金水区××路××号。

法定代表人康××，总经理。

委托代理人傅学君、尚振铎，河南呐喊律师事务所律师。

原告焦××诉被告河南省××公司劳动争议纠纷一案，本院受理后，依法组成合议庭，公开开庭进行了审理。原告焦××、被告委托代理人傅学君、尚振铎到庭参加了诉讼。本案现已审理终结。

原告诉称：2007年10月16日，原告以招聘形式进入被告公司，双方未签订书面劳动合同。原告的职务是出纳，试用期三个月，工资为600元+奖金+业务提成。试用期过后底薪增加到800元。工作时间为周一到周六08:00~18:00，公司安排午餐，要求员工在公司就餐。2008年1月10日原告在出差途中发生交通事故，经医院诊断为左肱骨粉碎性骨折，后回郑州市骨科医院治疗。期间，原告多次与被告协商先支付医疗费和生活费，被告推脱。无奈原告于2008年6月19日申请工伤，2008年7月30日工伤认定，2008年8月28日鉴定为十级伤残。被告以私企不存在保险，更谈不上工伤赔偿为由拒绝承认。协商无果，现起诉来院。请求判令被告支付：①原告在工伤医疗期间的工资及拖欠的医疗费（2008年1月10日受伤至2008年8月28日伤残等级评定之日）14 646.46元及拖欠的医疗费2 365.60元。②支付一次性伤残补助金11 512.50元，终止劳动关系支付一次性工伤医疗补助金和一次性伤残就业补助金23 025元。③支付伤残鉴定费300元。④支付2008年2月1日至2008年8月28日双倍工资13 303.33元（多支付一倍工资）。⑤由被告承担本案的诉讼费用。

被告辩称：原告工伤医疗期间的工资及医疗期间的费用不存在。因不构成工伤，第二项诉求也不存在。伤残鉴定费因不构成伤残也不存在。第四项诉求也不存在。本案相关费用及诉讼费应由原告承担。

原告为支持其诉讼请求，向法院提交了以下证据：

(1)被告于2008年5月28日出具的医疗费用欠条一份。证明被告拖欠原告的工伤医疗费用。

(2)2008年2月26日的工资表复印件一份。证明在工伤期间，被告未支付原告工资。

(3)第一次报销医疗费的单据复印件一份。证明原告曾向被告索要过工资。

(4)郑州市劳动和社会保障局出具的工伤鉴定费300元发票一份。证明工伤发生后,被告未报工伤,原告自己到指定的部门做的工伤鉴定。

(5)河南省工伤认定决定书一份。证明发生交通事故后,被告未报工伤,原告自己向工伤部门申报工伤认定。

(6)工伤职工劳动能力鉴定表一份。证明在工伤期间,按工伤保险条例的规定,到社区的劳动保障部门做伤残鉴定。

(7)郑州市劳动能力鉴定结论邮寄送达确认书复印件一份。证明工伤鉴定后,郑州市劳动能力鉴定部门把鉴定结果寄给了被告。

(8)劳动争议申请书一份(向仲裁部门申请时提交的申请书)。证明曾经向仲裁部门申请过仲裁。

(9)仲裁裁决书一份。证明原告曾向被告索要工伤赔偿及没有签订劳动合同,索要双倍工资。

(10)仲裁委员会的受理通知书一份、开庭通知单一份、送达回证一份、被告单位的营业执照一份。证明公司正常运转。

(11)2007年12月份的工资表一份。证明被告仅支付了底薪。

(12)月工资标准计算依据。

对原告提供的证据,被告发表以下质证意见:

(1)对第1组证据的真实性没有异议,但当时是出于人道和救助才出具的此手续,不能作为法定证据使用。

(2)第2组证据是复印件,对真实性有异议。因2月份原告未上班,不可能发1 200元,不能达到原告的证明目的。

(3)第3组证据是复印件,不能达到原告的证明目的,反而证明被告单位不该报的都给报销了。工资是原告故意不领取,想高价向被告索赔。

(4)对第4组证据真实性无异议,但此单据与本案无关,不应由被告负担,按《工伤保险条例》第十四条规定,不属于工伤,应由原告自己负担。

(5)对第5、6组证据,没有事实依据,本身违法,不能作为证据使用。

(6)对第7组证据,因是复印件,不予质证。

(7)第8组证据对经过劳动仲裁的事实无异议。

(8)对第9组证据,劳动仲裁裁决书没有事实依据,违反法律规定。

(9)第10组证据显示被告2006年后都未正常经营。

(10)对第11组证据无异议。

(11)第12组证据是原告单方制作的,没有法律依据。

被告为支持其答辩意见,向本院提交以下证据:

(1)第1组证据包括:①原告个人履历表一份,证明原告虽未与被告签订书面劳动合同,但当时谈妥,先试用三个月,生活补贴每月650元,以观后效。如果可以,提前涨浮工资700元,签订三年合同,有存档和原告本人的照片。②工资表一份,证明原告的月工资2007年12月已支付700元,符合并超过当地月最低工资不低于650元的标准。③原告2008年10月22日劳动仲裁申请书第一项请求清楚写明原告月工资为650元。④被告2008年4月29日派人书面通知原告上班,原告不签字,不签订劳动合同及造成的损失在原告。⑤被告因原告原因所受损失近10万元。

(2)第2组证据包括四份证人证言:①王××2008年12月6日证言,证明被告公司的上班时间、提供午餐及就餐要求。②李××证言,印证上述内容,不存在加班,不存在强留就餐情况。③2008年11月6日王××证言与2008年11月5日陈××证言,证明内容强调被告在2008年1月依照《劳动合同法》的要求,送去两份劳动合同让原告签订,原告拒不签订及其他被告对原告的关怀情况。本组证据综合证明被告不存在过错,没有违反《劳动法》和《劳动合同法》,不签订劳动合同及造成损失的原因在原告。

(3)第3组证据为被告支付原告看病费用、出租车及公交车费用等票据212张,共计6 400元,证明原告的费用被告已全部报销。

(4)第4组证据包括:①交通事故认定书3份;②交通事故档案其他内容复印件5份;③工伤认定书1份。综合证明原告提供不具有真实性的事故认定书,骗取工伤认定,应依法不予采信。因当时处理交通事故的民警是张文涛、高飞,而不是与本案无关的刘项献,刘项献也是2008年1月30日出具的事故认定书,明显是虚假的,原告骗取工伤认定。

(5)第5组证据是新申请的司法鉴定意见书1份,鉴定结论是原告不构成伤残。

针对被告提交的证据,原告发表以下质证意见:

(1)对第1组证据中的第1份,推荐人意见及被告公司意见是后来补的,不是当时真实意思的表示,与事实不符,需对方提供2007年10月16日至2007年10月30日的工资表;对第2份证据无异议,但发放工资的日期与实际发放工资的日期不一致,这个工资是补发的拖欠工资;第3份证据是2007年10月16日至2008年1月9日的三个月工资,前一个半月支付的是600元,后一个半月支付的是700元,按平均算是650元,但未包括业务提成和奖金;第4份证据不真实,2008年4月17日和2008年5月12日原告曾向被告报销医疗费,被告就没有出示该通知,对真实性有异议;第5份证据,请对方提供真实有效的证据来证明。

(2)对第2组证据中的第1份有异议,请求对方提供2007年11月至2008年1月份的考勤表,2008年1月份王××已不在被告公司上班,不可能去我家给我出示合同,提供午餐的陈述与事实不符;第2份证言与事实不符;第3份证据与事实不符,2008年1月28日下午陈××第一次去我家,之前陈××根本不知道我家。

(3)对第3组证据:①2008年5月12日的医疗费票据,说明原告去被告公司要求报销医疗费,对方未报销。②2008年5月28日的医疗费票据,说明原告再次要求报销,还是未报销,当日给原告出具了一份欠条。对方提供的票据不全,2008年5月13日后的单据没有体现出来。

(4)对第4组证据中的第1份交通事故认定书的真实性无异议,对刘项献做出的事故认定书原告有原件,是真实的,如果对方对事故认定书的真实性有异议,可以进行司法鉴定,如果不符,原告愿承担后果;对第2份证据的日期有异议,应该是2008年1月29日,而不是2008年2月1日,上面原告的陈述中的日期,不是原告本人所写。

(5)对第5组证据的鉴定结果有异议,因为《最高院关于审理人身损害赔偿案件若干问题的解释》中第十二条有规定。

结合原、被告的诉辩意见、举证、质证及庭审情况,本院对本案的事实确认如下:2007年10月16日,原告焦××以招聘形式进入被告河南省××公司工作,双方未签订书面劳动合同。原告的职务是出纳,试用期三个月。2008年1月10日原告受公司指派去菏泽,途经兰考时发生交通事故,经医院诊断为左肱骨粉碎性骨折,后回郑州市骨科医院治疗。治疗期间,被告支付了部分医疗费。原告于2008年6月20日申请工伤,2008年7月30日郑州市金水区人事劳动和社会保障局出具河南省工伤认定决定书认定原告为工伤。原告又于2008年8月19日提出劳动能力鉴定申请,郑州市劳动能力鉴定委员会于2008年8月28日鉴定原告为十级伤残。就赔偿问题双方协商无果,原告于2008年8月29日向郑州市金水区劳动争议仲裁委员会提出仲裁申请,要求:①裁决被申请人支付在工伤医疗期间(2008年1月10日受伤至8月28日伤残等级评定之日)的工资及拖欠的医疗费,工资14 646.46元,医疗费2 365.60元。②裁决被申请人按规定支付一次性伤残补助金11 512.50元。③终止劳动关系,裁决被申请人按规定支付一次性工伤补助金及一次性伤残就业补助金23 025元。④支付伤残鉴定费300元。⑤裁决被申请人按规定支付2008年2月1日至2008年8月28日双倍工资,共计13 303.33元。⑥支付去医院和公司往返车票136元。合计:65 288.89元。

郑州市金水区劳动争议仲裁委员会于2008年11月10日下达仲裁裁决书,裁决:①自本裁决书下达之日起10日内被诉人支付申诉人一次性伤残补助金 6 907.5 元;一次性工伤医疗补助金 11 512.5 元;一次性伤残就业补助金 11 512.5 元;共计 29 932.5 元。②自本裁决书下达之日起 10 日内被诉人支付申诉人停工留薪期工资7 386.88元。③自本裁决书下达之日起 10 日内被诉人支付申诉人医疗费共计 2 365.60元。④自本裁决书下达之日起 10 日内被诉人支付申诉人未签订劳动合同双倍工资 6 235.63 元。⑤自本裁决书下达之日起 10 日内被诉人支付申诉人伤残等级鉴定费 300 元。⑥依法驳回申诉人其他申诉请求。原告不服裁定书,起诉来院。本案在审理过程中,被告提出申请,要求对原告是否构成伤残及伤残等级进行鉴定。法院依法委托河南豫天法医临床司法鉴定所对原告情况进行鉴定,2008 年 12 月 26 日,该所出具鉴定结论认为原告情况不构成伤残。

另查明:①原告上班后,被告支付其 2007 年 10 月 16 日至 10 月 30 日,2007 年 11 月、12 月,2008 年 4 月、2008 年 5 月的工资,除 2007 年 12 月份被告发给原告 700 元工资,2008 年 5 月份发给原告 360 元工资外,其余月份均按 600 元发放,现被告同意按月工资 700 元支付原告工资;②原告称其在仲裁时提出要求与被告解除合同,被告未表态。

法院认为,劳动者因工负伤、致残,依法享有社会保险待遇。原告于 2008 年 1 月 10 日因公外出,在出差途中发生交通事故,造成左肱骨粉碎性骨折,应当认定为因工作受到第三方的侵害,符合工伤构成要件,被告否认工伤的证据不力,本院对原告伤情属于工伤予以认定。对原告的赔偿应按工伤予以赔偿。原告受伤后,被告支付了一定数额的医疗费,尚欠医疗费 2 365.60 元未支付原告,且向原告出具了欠条一份,对原告要求支付医疗费的请求,本院予以支持。被告对此欠条的辩称理由本院不予采纳。关于原告的工资数额问题,原告上班后,被告支付原告 2007 年 10 月 16 日至 10 月 30 日,2007 年 11 月、12 月,2008 年 4 月、2008 年 5 月的工资,除 2007 年 12 月份被告发给原告 700 元工资,2008 年 5 月份发给其 360 元工资外,其余月份均按每月 600 元发放,原告要求按上一年度在岗职工的平均工资予以计算,没有依据。现被告同意按月工资700元支付原告工资,本院予以采信。关于原告诉讼请求第一项中的工资,依据《工伤保险条例》的规定,在停工留薪期间,原工资福利待遇不变,由所在单位按月支付。故原告在2008年1月10日至2008年8月28日期间的工资应为5 320元(700元/月×7个月+700元/月÷30天×18天),扣除被告已支付的该期间的工资960元,余额为4 360元,原告请求过高部分不予支持。关于一次性伤残补助金,依据《工伤保险条例》的规定,职工因工致残被鉴定为十级伤残的,支付一次性伤残补助金为6个月的本人工资,所以此项诉求应为4 200元(700元×6个月)。原告要求按上一年度在岗职工平均工资予以计算,没有依据,本院不予采信。《工伤保险条例》规定,劳动合同期满终止或者职工本人提出解除劳动合同的,由用人单位支付一次性工伤医疗补助金和一次性伤残就业补助金。被告称原告在2008年6月18日已提出与他们解除劳动合同,但未举证证明,原告称其在仲裁时提出要求与被告解除合同,且原告在仲裁时已要求被告支付一次性工伤医疗补助金和一次性伤残就业补助金,故双方解除劳动合同的时间本院认定为原告提起仲裁时即2008年8月29日。关于一次性工伤医疗补助金和一次性伤残就业补助金的问题,依据《河南省工伤保险条例》的规定,十级伤残,一次性工伤医疗补助金为6个月的统筹地区上年度职工月平均工资,即10 500元。一次性伤残就业补助金为6个月的统筹地区上年度职工月平均工资,即10 500元。原告诉请过高部分,本院不予支持。由于原、被告双方未签订书面劳动合同,依据《劳动合同法》的规定,用人单位自用工之日起超过一个月不满一年未与劳动者订立书面合同的,应当向劳动者支付每月双倍的工资。原告要求支付2008年2月至2008年8月28日期间双倍的工资,本院予以支持,但其要求按上一年度在岗职工的平均工资予以计算,没有依据,对其工资按每月700元予以计算,应为4 853元(700元/月×6个月+700元/月÷30天×28天)。原告要求支付鉴定费300元,本院予以支持。被告辩称,证据不力,本院不予采信。依照

《中华人民共和国民事诉讼法》第六十四条第一款,《中华人民共和国劳动合同法》第十条、第八十二条,《工伤保险条例》第二条、第三十一条、第三十五条的规定,判决如下:

(1)被告河南省××公司于本判决生效后10日内支付原告焦××医疗费2 365.60元。

(2)被告河南省××公司于本判决生效后10日内支付原告焦××工伤医疗期间的工资4 360元。

(3)被告河南省××公司于本判决生效后10日内支付原告焦××一次性伤残补助金4 200元,一次性工伤医疗补助金10 500元,一次性伤残就业补助金10 500元。

(4)被告河南省××公司于本判决生效后10日内支付原告焦××工伤鉴定费300元。

(5)被告河南省××公司于本判决生效后10日内支付原告焦××2008年2月1日至2008年8月28日的双倍工资4 853元。

(6)驳回原告的其他诉讼请求。

如果未按本判决指定的期间履行给付金钱义务,应当按照《中华人民共和国民事诉讼法》第二百二十九条之规定,加倍支付迟延履行期间的债务利息。

案件受理费10元,由被告负担。

如不服本判决,可于判决书送达之日起15日内向本院递交上诉状及副本一式10份,上诉于河南省郑州市中级人民法院。

审　判　长　李××
代理审判员　刘××
人民陪审员　王××

二OO九年十一月五日

# 第二章　法律法规

下面，将大家最常用的法律法规条文附上，以方便读者随时查阅。

## 《中华人民共和国劳动法》

（《中华人民共和国劳动法》已由中华人民共和国第八届全国人民代表大会常务委员会第八次会议于1994年7月5日通过，由中华人民共和国主席令第二十八号公布，自1995年1月1日起施行。）

### 第一章　总　则

**第一条**　为了保护劳动者的合法权益，调整劳动关系，建立和维护适应社会主义市场经济的劳动制度，促进经济发展和社会进步，根据宪法，制定本法。

**第二条**　在中华人民共和国境内的企业、个体经济组织（以下统称用人单位）和与之形成劳动关系的劳动者，适用本法。

国家机关、事业组织、社会团体和与之建立劳动合同关系的劳动者，依照本法执行。

**第三条**　劳动者享有平等就业和选择职业的权利、取得劳动报酬的权利、休息休假的权利、获得劳动安全卫生保护的权利、接受职业技能培训的权利、享受社会保险和福利的权利、提请劳动争议处理的权利以及法律规定的其他劳动权利。

劳动者应当完成劳动任务，提高职业技能，执行劳动安全卫生规程，遵守劳动纪律和职业道德。

**第四条**　用人单位应当依法建立和完善规章制度，保障劳动者享有劳动权利和履行劳动义务。

**第五条** 国家采取各种措施，促进劳动就业，发展职业教育，制定劳动标准，调节社会收入，完善社会保险，协调劳动关系，逐步提高劳动者的生活水平。

**第六条** 国家提倡劳动者参加社会主义义务劳动，开展劳动竞赛和合理化建议活动，鼓励和保护劳动者进行科学研究、技术革新和发明创造，表彰和奖励劳动模范和先进工作者。

**第七条** 劳动者有权依法参加和组织工会。

工会代表和维护劳动者的合法权益，依法独立自主地开展活动。

**第八条** 劳动者依照法律规定，通过职工大会、职工代表大会或者其他形式，参与民主管理或者就保护劳动合法权益与用人单位进行平等协商。

**第九条** 国务院劳动行政部门主管全国劳动工作。

县级以上地方人民政府劳动行政部门主管本行政区域内的劳动工作。

## 第二章 促进就业

**第十条** 国家通过促进经济和社会发展，创造就业条件，扩大就业机会。

国家鼓励企业、事业组织、社会团体在法律、行政法规规定的范围内兴办产业或者拓展经营，增加就业。

国家支持劳动者自愿组织起来就业和从事个体经营实现就业。

**第十一条** 地方各级人民政府应当采取措施，发展多种类型的职业介绍机构，提供就业服务。

**第十二条** 劳动者就业，不因民族、种族、性别、宗教信仰不同而受歧视。

**第十三条** 妇女享有与男子平等的就业权利。在录用职工时，除国家规定的不适合妇女的工种或者岗位外，不得以性别为由拒绝录用妇女或者提高对妇女的录用标准。

**第十四条** 残疾人、少数民族人员、退出现役的军人的就业，法律、法规有特别规定的，从其规定。

**第十五条** 禁止用人单位招用未满十六岁的未成年人。

文艺、体育和特种工艺单位招用未满十六周岁的未成年人，必须依照国家有关规定，履行审批手续，并保障其接受义务教育的权利。

## 第三章 劳动合同和集体合同

**第十六条** 劳动合同是劳动者与用人单位确立劳动关系、明确双方权利和义务的协议。

建立劳动关系应当订立劳动合同。

**第十七条** 订立和变更劳动合同，应当遵循平等自愿、协商一致的原则，不得违反法律、行政法规的规定。

劳动合同依法订立即具有法律约束力，当事人必须履行劳动合同规定的义务。

**第十八条** 下列劳动合同无效：

（一）违反法律、行政法规的劳动合同；

（二）采取欺诈、威胁等手段订立的劳动合同。

无效的劳动合同，从订立的时候起，就没有法律约束力。确认劳动合同部分无效的，如果不影响其余部分的效力，其余部分仍然有效。

劳动合同的无效，由劳动争议仲裁委员会或者人民法院确认。

**第十九条** 劳动合同应当以书面形式订立，并具备以下条款：

（一）劳动合同期限；

（二）工作内容；

（三）劳动保护和劳动条件；

（四）劳动报酬；

（五）劳动纪律；

（六）劳动合同终止的条件；

（七）违反劳动合同的责任。

劳动合同除前款规定的必备条款外，当事人可以协商约定其他内容。

**第二十条** 劳动合同的期限分为有固定期限、无固定期限和以完成一定的工作为期限。

劳动者在同一用人单位连续工作满十年以上,当事人双方同意续延劳动合同的,如果劳动者提出订立无固定限期的劳动合同,应当订立无固定限期的劳动合同。

**第二十一条** 劳动合同可以约定试用期。试用期最长不得超过六个月。

**第二十二条** 劳动合同当事人可以在劳动合同中约定保守用人单位商业秘密的有关事项。

**第二十三条** 劳动合同期满或者当事人约定的劳动合同终止条件出现,劳动合同即行终止。

**第二十四条** 经劳动合同当事人协商一致,劳动合同可以解除。

**第二十五条** 劳动者有下列情形之一的,用人单位可以解除劳动合同:

(一)在试用期间被证明不符合录用条件的;

(二)严重违反劳动纪律或者用人单位规章制度的;

(三)严重失职,营私舞弊,对用人单位利益造成重大损害的;

(四)被依法追究刑事责任的。

**第二十六条** 有下列情形之一的,用人单位可以解除劳动合同,但是应当提前三十日以书面形式通知劳动者本人:

(一)劳动者患病或者非因工负伤,医疗期满后,不能从事原工作也不能从事由用人单位另行安排的工作的;

(二)劳动者不能胜任工作,经过培训或者调整工作岗位,仍不能胜任工作的;

(三)劳动合同订立时所依据的客观情况发生重大变化,致使原劳动合同无法履行,经当事人协商不能就变更劳动合同达成协议的。

**第二十七条** 用人单位濒临破产进行法定整顿期间或者生产经营状况发生严重困难,确需裁减人员的,应当提前三十日向工会或者全体职工说明情况，听取工会或者职工的意见，经向劳动行政部门报告后，可以裁减人员。

用人单位依据本条规定裁减人员，在六个月内录用人员的，应当优先录用被裁减的人员。

**第二十八条** 用人单位依据本法第二十四条、第二十六条、第二十七条的规定解除劳动合同的，应当依照国家有关规定给予经济补偿。

**第二十九条** 劳动者有下列情形之一的，用人单位不得依据本法第二十六条、第二十七条的规定解除劳动合同：

（一）患职业病或者因工负伤并被确认丧失或者部分丧失劳动能力的；

（二）患病或者负伤，在规定的医疗期内的；

（三）女职工在孕期、产期、哺乳期的；

（四）法律、行政法规规定的其他情形。

**第三十条** 用人单位解除劳动合同，工会认为不适当的，有权提出意见。如果用人单位违反法律、法规或者劳动合同，工会有权要求重新处理；劳动者申请仲裁或者提起诉讼的，工会应当依法给予支持和帮助。

**第三十一条** 劳动者解除劳动合同，应当提前三十日以书面形式通知用人单位。

**第三十二条** 有下列情形之一的，劳动者可以随时通知用人单位解除劳动合同：

（一）在试用期内的；

（二）用人单位以暴力、威胁或者非法限制人身自由的手段强迫劳动的；

（三）用人单位未按照劳动合同约定支付劳动报酬或者提供劳动条件的。

**第三十三条** 企业职工一方与企业可以就劳动报酬、工作时间、休息休假、劳动安全卫生、保险福利等事项，签订集体合同。集体合同草案应当提交职工代表大会或者全体职工讨论通过。

集体合同由工会代表职工与企业签订；没有建立工会的企业，由职工推举的代表与企业签订。

**第三十四条** 集体合同签订后应当报送劳动行政部门；劳动行政部门自收到集体合同文本之日起十五日内未提出异议的，集体合同即行生效。

**第三十五条** 依法签订的集体合同对企业和企业全体职工具有约束力。职工个人与企业订立的劳动合同中劳动条件和劳动报酬等标准不得低于集体合同的规定。

## 第四章 工作时间和休息休假

**第三十六条** 国家实行劳动者每日工作时间不超过八小时、平均每周工作时间不超过四十四小时的工时制度。

**第三十七条** 对实行计件工作的劳动者，用人单位应当根据本法第三十六条规定的工时制度合理确定其劳动定额和计件报酬标准。

**第三十八条** 用人单位应当保证劳动者每周至少休息一日。

**第三十九条** 企业因生产特点不能实行本法第三十六条、第三十八条规定的，经劳动行政部门批准，可以实行其他工作和休息办法。

**第四十条** 用人单位在下列节日期间应当依法安排劳动者休假：

（一）元旦；

（二）春节；

（三）国际劳动节；

（四）国庆节；

（五）法律、法规规定的其他休假节日。

**第四十一条** 用人单位由于生产经营需要，经与工会和劳动者协商后可以延长工作时间，一般每日不得超过一小时；因特殊原因需要延长工作时间的,在保障劳动者身体健康的条件下延长工作时间每日不得超过三小时,但是每月不得超过三十六小时。

**第四十二条** 有下列情形之一的,延长工作时间不受本法第四十一条规定的限制:

(一)发生自然灾害、事故或者因其他原因,威胁劳动者生命健康和财产安全,需要紧急处理的;

(二)生产设备、交通运输线路、公共设施发生故障,影响生产和公众利益,必须及时抢修的;

(三)法律、行政法规规定的其他情形。

**第四十三条** 用人单位不得违反本法规定延长劳动者的工作时间。

**第四十四条** 有下列情形之一的,用人单位应当按照下列标准支付高于劳动者正常工作时间工资的工资报酬:

(一)安排劳动者延长时间的,支付不低于工资的百分之一百五十的工资报酬;

(二)休息日安排劳动者工作又不能安排补休的,支付不低于工资的百分之二百的工资报酬;

(三)法定休假日安排劳动者工作的,支付不低于工资的百分之三百的工资报酬。

**第四十五条** 国家实行带薪年休假制度。

劳动者连续工作一年以上的,享受带薪年休假。具体办法由国务院规定。

## 第五章 工 资

**第四十六条** 工资分配应当遵循按劳分配原则,实行同工同酬。

工资水平在经济发展的基础上逐步提高。国家对工资总量实行宏观调控。

**第四十七条** 用人单位根据本单位的生产经营特点和经济效益,依法自主确定本单位的工资分配方式和工资水平。

**第四十八条** 国家实行最低工资保障制度。最低工资的具体标准由省、自治区、直辖市人民政府规定，报国务院备案。

用人单位支付劳动者的工资不得低于当地最低工资标准。

**第四十九条** 确定和调整最低工资标准应当综合参考下列因素：

（一）劳动者本人及平均赡养人口的最低生活费用；

（二）社会平均工资水平；

（三）劳动生产率；

（四）就业状况；

（五）地区之间经济发展水平的差异。

**第五十条** 工资应当以货币形式按月支付给劳动者本人。不得克扣或者无故拖欠劳动者的工资。

**第五十一条** 劳动者在法定休假日和婚丧假期间以及依法参加社会活动期间，用人单位应当依法支付工资。

## 第六章 劳动安全卫生

**第五十二条** 用人单位必须建立、健全劳动卫生制度，严格执行国家劳动安全卫生规程和标准，对劳动者进行劳动安全卫生教育，防止劳动过程中的事故，减少职业危害。

**第五十三条** 劳动安全卫生设施必须符合国家规定的标准。

新建、改建、扩建工程的劳动安全卫生设施必须与主体同时设计、同时施工、同时投入生产和使用。

**第五十四条** 用人单位必须为劳动者提供符合国家规定的劳动安全卫生条件和必要的劳动防护用品，对从事有职业危害作业的劳动者应当定期进行健康检查。

**第五十五条** 从事特种作业的劳动者必须经过专门培训并取得特种作业资格。

**第五十六条** 劳动者在劳动过程中必须严格遵守安全操作规程。

劳动者对用人单位管理人员违章指挥、强令冒险作业,有权拒绝执行;对危害生命安全和身体健康的行为,有权提出批评、检举和控告。

**第五十七条** 国家建立伤亡事故和职业病统计报告和处理制度。县级以上各级人民政府劳动行政部门、有关部门和用人单位应当依法对劳动者在劳动过程中发生的伤亡事故和劳动者的职业病状况,进行统计、报告和处理。

## 第七章 女职工和未成年工特殊保护

**第五十八条** 国家对女职工和未成年工实行特殊劳动保护。

未成年工是指年满十六周岁未满十八周岁的劳动者。

**第五十九条** 禁止安排女职工从事矿山井下、国家规定的第四级体力劳动强度的劳动和其他禁忌从事的劳动。

**第六十条** 不得安排女职工在经期从事高处、低温、冷水作业和国家规定的第三级体力劳动强度的劳动。

**第六十一条** 不得安排女职工在怀孕期间从事国家规定的第三级体力劳动强度的劳动和孕期禁忌从事的劳动。对怀孕七个月以上的女职工,不得安排其延长工作时间和夜班劳动。

**第六十二条** 女职工生育享受不少于九十天的产假。

**第六十三条** 不得安排女职工在哺乳未满一周岁的婴儿期间从事国家规定的第三级体力劳动强度的劳动和哺乳期禁忌从事的其他劳动,不得安排其延长工作时间和夜班劳动。

**第六十四条** 不得安排未成年工从事矿山井下、有毒有害、国家规定的第四级体力劳动强度的劳动和其他禁忌从事的劳动。

**第六十五条** 用人单位应当对未成年工定期进行健康检查。

## 第八章 职业培训

**第六十六条** 国家通过各种途径,采取各种措施,发展职业培训事业,开发劳动者的职业技能,提高劳动者素质,增强劳动者的就业能力和工作能力。

**第六十七条** 各级人民政府应当把发展职业培训纳入社会经济发展的规划，鼓励和支持有条件的企业、事业组织、社会团体和个人进行各种形式的职业培训。

**第六十八条** 用人单位应当建立职业培训制度，按照国家规定提取和使用职业培训经费，根据本单位实际，有计划地对劳动者进行职业培训。

从事技术工种的劳动者，上岗前必须经过培训。

**第六十九条** 国家确定职业分类，对规定的职业制度职业技能标准，实行职业资格证书制度，由经过政府批准的考核鉴定机构负责对劳动者实施职业技能考核鉴定。

## 第九章 社会保险和福利

**第七十条** 国家发展社会保险，建立社会保险制度，设立社会保险基金，使劳动者在年老、患病、工伤、失业、生育等情况下获得帮助和补偿。

**第七十一条** 社会保险水平应当与社会经济发展水平和社会承受能力相适应。

**第七十二条** 社会保险基金按照保险类型确定资金来源，逐步实行社会统筹。用人单位和劳动者必须依法参加社会保险，缴纳社会保险费。

**第七十三条** 劳动者在下列情形下，依法享受社会保险待遇：

(一)退休；

(二)患病、负伤；

(三)因工伤残或者患职业病；

(四)失业；

(五)生育。

劳动者死亡后，其遗属依法享受遗属津贴。

劳动者享受社会保险待遇的条件和标准由法律、法规规定。

劳动者享受的社会保险金必须按时足额支付。

**第七十四条** 社会保险基金经办机构依照法律规定收支、管理和运营社会保险基金，并负有使社会保险基金保值增值的责任。

社会保险基金监督机构依照法律规定，对社会保险基金的收支、管理和运营实施监督。

社会保险基金经办机构和社会保险基金监督机构的设立和职能由法律规定。

任何组织和个人不得挪用社会保险基金。

**第七十五条** 国家鼓励用人单位根据本单位实际情况为劳动者建立补充保险。

国家提倡劳动者个人进行储蓄性保险。

**第七十六条** 国家发展社会福利事业，兴建公共福利设施，为劳动者休息、修养和疗养提供条件。

用人单位应当创造条件，改善集体福利，提高劳动者的福利待遇。

## 第十章　劳动争议

**第七十七条** 用人单位与劳动者发生劳动争议，当事人可以依法申请调解、仲裁、提起诉讼，也可以协商解决。

调解原则适用于仲裁和诉讼程序。

**第七十八条** 解决劳动争议，应当根据合法、公正、及时处理的原则，依法维护劳动争议当事人的合法权益。

**第七十九条** 劳动争议发生后，当事人可以向本单位劳动争议调解委员会申请调解；调解不成，当事人一方要求仲裁的，可以向劳动争议仲裁委员会申请仲裁。当事人一方也可以直接向劳动争议仲裁委员会申请仲裁。对仲裁裁决不服的，可以向人民法院提出诉讼。

**第八十条** 在用人单位内，可以设立劳动争议调解委员会。劳动争议调解委员会由职工代表、用人单位代表和工会代表组成。劳动争议调解委员会主任由工会代表担任。

劳动争议经调解达成协议的，当事人应当履行。

**第八十一条** 劳动争议仲裁委员会由劳动行政部门代表、同级工会代表、用人单位代表方面的代表组成。劳动争议仲裁委员会主任由劳动行政部门代表担任。

**第八十二条** 提出仲裁要求的一方应当自劳动争议发生之日起六十日内向劳动争议仲裁委员会提出书面申请。仲裁裁决一般应在收到仲裁申请的六十日内作出。对仲裁裁决无异议的，当事人必须履行。

**第八十三条** 劳动争议当事人对仲裁裁决不服的，可以自收到仲裁裁决书之日起十五日内向人民法院提起诉讼。一方当事人在法定期限内不起诉又不履行仲裁裁决的，另一方当事人可以申请人民法院强制执行。

**第八十四条** 因签订集体合同发生争议，当事人协商解决不成的，当地人民政府劳动行政部门可以组织有关各方协调处理。

因履行集体合同发生争议，当事人协商解决不成的，可以向劳动争议仲裁委员会申请仲裁；对仲裁裁决不服的，可以自收到仲裁裁决书之日起十五日内向人民法院提出诉讼。

## 第十一章 监督检查

**第八十五条** 县级以上各级人民政府劳动行政部门依法对用人单位遵守劳动法律、法规的情况进行监督检查，对违反劳动法律、法规的行为有权制止，并责令改正。

**第八十六条** 县级以上各级人民政府劳动行政部门监督检查人员执行公务，有权进入用人单位了解执行劳动法律、法规的情况，查阅必要的资料，并对劳动场所进行检查。

县级以上各级人民政府劳动行政部门监督检查人员执行公务，必须出示证件，秉公执法并遵守有关规定。

**第八十七条** 县级以上各级人民政府有关部门在各自职责范围内，对用人单位遵守劳动法律、法规的情况进行监督。

**第八十八条** 各级工会依法维护劳动者的合法权益，对用人单位遵守劳动法律、法规的情况进行监督。

任何组织和个人对于违反劳动法律、法规的行为有权检举和控告。

## 第十二章 法律责任

**第八十九条** 用人单位制定的劳动规章制度违反法律、法规规定的，由劳动行政部门给予警告，责令改正；对劳动者造成损害的，应当承担赔偿责任。

**第九十条** 用人单位违反本法规定，延长劳动者工作时间的，由劳动行政部门给予警告，责令改正，并可以处以罚款。

**第九十一条** 用人单位有下列侵害劳动者合法权益情形之一的，由劳动行政部门责令支付劳动者的工资报酬、经济补偿，并可以责令支付赔偿金：

（一）克扣或者无故拖欠劳动者工资的；

（二）拒不支付劳动者延长工作时间工资报酬的；

（三）低于当地最低工资标准支付劳动者工资的；

（四）解除劳动合同后，未依照本法规定给予劳动者经济补偿的。

**第九十二条** 用人单位的劳动安全设施和劳动卫生条件不符合国家规定或者未向劳动者提供必要的劳动防护用品和劳动保护设施的，由劳动行政部门或者有关部门责令改正，可以处以罚款；情节严重的，提请县级以上人民政府决定责令停产整顿；对事故隐患不采取措施，致使发生重大事故，造成劳动者生命和财产损失的，对责任人员比照刑法第一百八十七条的规定追究刑事责任。

**第九十三条** 用人单位强令劳动者违章冒险作业，发生重大伤亡事故，造成严重后果的，对责任人员依法追究刑事责任。

**第九十四条** 用人单位非法招用未满十六周岁的未成年人的，由劳动行政部门责令改正，处以罚款；情节严重的，由工商行政管理部门吊销营业执照。

**第九十五条** 用人单位违反本法对女职工和未成年工的保护规定,侵害其合法权益的,由劳动行政部门责令改正,处以罚款;对女职工或者未成年工造成损害的,应当承担赔偿责任。

**第九十六条** 用人单位有下列行为之一,由公安机关对责任人员处以十五日以下拘留、罚款或者警告;构成犯罪的,对责任人员依法追究刑事责任:

(一)以暴力、威胁或者非法限制人身自由的手段强迫劳动的;

(二)侮辱、体罚、殴打、非法搜查和拘禁劳动者的。

**第九十七条** 由于用人单位的原因订立的无效合同,对劳动者造成损害的,应当承担赔偿责任。

**第九十八条** 用人单位违反本法规定的条件解除劳动合同或者故意拖延不订立劳动合同的,由劳动行政部门责令改正;对劳动者造成损害的,应当承担赔偿责任。

**第九十九条** 用人单位招用尚未解除劳动合同的劳动者,对原用人单位造成经济损失的,该用人单位应当依法承担连带赔偿责任。

**第一百条** 用人单位无故不缴纳社会保险费的,由劳动行政部门责令其限期缴纳;逾期不缴的,可以加收滞纳金。

**第一百零一条** 用人单位无理阻挠劳动行政部门、有关部门及其工作人员行使监督检查权,打击报复举报人员的,由劳动行政部门或者有关部门处以罚款;构成犯罪的,对责任人员依法追究刑事责任。

**第一百零二条** 劳动者违反本法规定的条件解除劳动合同或者违反劳动合同中约定的保密事项,对用人单位造成经济损失的,应当依法承担赔偿责任。

**第一百零三条** 劳动行政部门或者有关部门的工作人员滥用职权、玩忽职守、徇私舞弊,构成犯罪的,依法追究刑事责任;不构成犯罪的,给予行政处分。

**第一百零四条** 国家工作人员和社会保险基金经办机构的工作

人员挪用社会保险基金，构成犯罪的，依法追究刑事责任。

**第一百零五条** 违反本法规定侵害劳动者合法权益，其他法律、行政法规已规定处罚的，依照该法律、行政法规的规定处罚。

## 第十三章 附 则

**第一百零六条** 省、自治区、直辖市人民政府根据本法和本地区的实际情况，规定劳动合同制度的实施步骤，报国务院备案。

**第一百零七条** 本法自1995年1月1日起施行。

# 《中华人民共和国劳动合同法》

（《中华人民共和国劳动合同法》已由中华人民共和国第十届全国人民代表大会常务委员会第二十八次会议于2007年6月29日通过，中华人民共和国主席令第六十五号公布，自2008年1月1日起施行。）

## 第一章 总 则

**第一条** 为了完善劳动合同制度，明确劳动合同双方当事人的权利和义务，保护劳动者的合法权益，构建和发展和谐稳定的劳动关系，制定本法。

**第二条** 中华人民共和国境内的企业、个体经济组织、民办非企业单位等组织（以下称用人单位）与劳动者建立劳动关系，订立、履行、变更、解除或者终止劳动合同，适用本法。

国家机关、事业单位、社会团体和与其建立劳动关系的劳动者，订立、履行、变更、解除或者终止劳动合同，依照本法执行。

**第三条** 订立劳动合同，应当遵循合法、公平、平等自愿、协商一致、诚实信用的原则。

依法订立的劳动合同具有约束力，用人单位与劳动者应当履行劳动合同约定的义务。

**第四条** 用人单位应当依法建立和完善劳动规章制度，保障劳动者享有劳动权利、履行劳动义务。

用人单位在制定、修改或者决定有关劳动报酬、工作时间、休息休假、劳动安全卫生、保险福利、职工培训、劳动纪律以及劳动定额管理等直接涉及劳动者切身利益的规章制度或者重大事项时，应当经职工代表大会或者全体职工讨论，提出方案和意见，与工会或者职工代表平等协商确定。

在规章制度和重大事项决定实施过程中，工会或者职工认为不适当的，有权向用人单位提出，通过协商予以修改完善。

用人单位应当将直接涉及劳动者切身利益的规章制度和重大事项决定公示，或者告知劳动者。

**第五条** 县级以上人民政府劳动行政部门会同工会和企业方面代表，建立健全协调劳动关系三方机制，共同研究解决有关劳动关系的重大问题。

**第六条** 工会应当帮助、指导劳动者与用人单位依法订立和履行劳动合同，并与用人单位建立集体协商机制，维护劳动者的合法权益。

## 第二章 劳动合同的订立

**第七条** 用人单位自用工之日起即与劳动者建立劳动关系。用人单位应当建立职工名册备查。

**第八条** 用人单位招用劳动者时，应当如实告知劳动者工作内容、工作条件、工作地点、职业危害、安全生产状况、劳动报酬，以及劳动者要求了解的其他情况；用人单位有权了解劳动者与劳动合同直接相关的基本情况，劳动者应当如实说明。

**第九条** 用人单位招用劳动者，不得扣押劳动者的居民身份证和其他证件，不得要求劳动者提供担保或者以其他名义向劳动者收取财物。

**第十条** 建立劳动关系，应当订立书面劳动合同。

已建立劳动关系,未同时订立书面劳动合同的,应当自用工之日起一个月内订立书面劳动合同。

用人单位与劳动者在用工前订立劳动合同的,劳动关系自用工之日起建立。

**第十一条** 用人单位未在用工的同时订立书面劳动合同,与劳动者约定的劳动报酬不明确的,新招用的劳动者的劳动报酬按照集体合同规定的标准执行;没有集体合同或者集体合同未规定的,实行同工同酬。

**第十二条** 劳动合同分为固定期限劳动合同、无固定期限劳动合同和以完成一定工作任务为期限的劳动合同。

**第十三条** 固定期限劳动合同,是指用人单位与劳动者约定合同终止时间的劳动合同。

用人单位与劳动者协商一致,可以订立固定期限劳动合同。

**第十四条** 无固定期限劳动合同,是指用人单位与劳动者约定无确定终止时间的劳动合同。

用人单位与劳动者协商一致,可以订立无固定期限劳动合同。有下列情形之一,劳动者提出或者同意续订、订立劳动合同的,除劳动者提出订立固定期限劳动合同外,应当订立无固定期限劳动合同:

(一)劳动者在该用人单位连续工作满十年的;

(二)用人单位初次实行劳动合同制度或者国有企业改制重新订立劳动合同时,劳动者在该用人单位连续工作满十年且距法定退休年龄不足十年的;

(三)连续订立二次固定期限劳动合同,且劳动者没有本法第三十九条和第四十条第一项、第二项规定的情形,续订劳动合同的。

用人单位自用工之日起满一年不与劳动者订立书面劳动合同的,视为用人单位与劳动者已订立无固定期限劳动合同。

**第十五条** 以完成一定工作任务为期限的劳动合同,是指用人单位与劳动者约定以某项工作的完成为合同期限的劳动合同。

用人单位与劳动者协商一致,可以订立以完成一定工作任务为期限的劳动合同。

**第十六条**　劳动合同由用人单位与劳动者协商一致，并经用人单位与劳动者在劳动合同文本上签字或者盖章生效。

劳动合同文本由用人单位和劳动者各执一份。

**第十七条**　劳动合同应当具备以下条款：

（一）用人单位的名称、住所和法定代表人或者主要负责人；

（二）劳动者的姓名、住址和居民身份证或者其他有效身份证件号码；

（三）劳动合同期限；

（四）工作内容和工作地点；

（五）工作时间和休息休假；

（六）劳动报酬；

（七）社会保险；

（八）劳动保护、劳动条件和职业危害防护；

（九）法律、法规规定应当纳入劳动合同的其他事项。

劳动合同除前款规定的必备条款外，用人单位与劳动者可以约定试用期、培训、保守秘密、补充保险和福利待遇等其他事项。

**第十八条**　劳动合同对劳动报酬和劳动条件等标准约定不明确，引发争议的，用人单位与劳动者可以重新协商；协商不成的，适用集体合同规定；没有集体合同或者集体合同未规定劳动报酬的，实行同工同酬；没有集体合同或者集体合同未规定劳动条件等标准的，适用国家有关规定。

**第十九条**　劳动合同期限三个月以上不满一年的，试用期不得超过一个月；劳动合同期限一年以上不满三年的，试用期不得超过二个月；三年以上固定期限和无固定期限的劳动合同，试用期不得超过六个月。

同一用人单位与同一劳动者只能约定一次试用期。

以完成一定工作任务为期限的劳动合同或者劳动合同期限不满三个月的，不得约定试用期。

试用期包含在劳动合同期限内。劳动合同仅约定试用期的，试用期不成立，该期限为劳动合同期限。

**第二十条** 劳动者在试用期的工资不得低于本单位相同岗位最低档工资或者劳动合同约定工资的百分之八十，并不得低于用人单位所在地的最低工资标准。

**第二十一条** 在试用期中，除劳动者有本法第三十九条和第四十条第一项、第二项规定的情形外，用人单位不得解除劳动合同。用人单位在试用期解除劳动合同的，应当向劳动者说明理由。

**第二十二条** 用人单位为劳动者提供专项培训费用，对其进行专业技术培训的，可以与该劳动者订立协议，约定服务期。

劳动者违反服务期约定的，应当按照约定向用人单位支付违约金。违约金的数额不得超过用人单位提供的培训费用。用人单位要求劳动者支付的违约金不得超过服务期尚未履行部分所应分摊的培训费用。

用人单位与劳动者约定服务期的，不影响按照正常的工资调整机制提高劳动者在服务期期间的劳动报酬。

**第二十三条** 用人单位与劳动者可以在劳动合同中约定保守用人单位的商业秘密和与知识产权相关的保密事项。

对负有保密义务的劳动者，用人单位可以在劳动合同或者保密协议中与劳动者约定竞业限制条款，并约定在解除或者终止劳动合同后，在竞业限制期限内按月给予劳动者经济补偿。劳动者违反竞业限制约定的，应当按照约定向用人单位支付违约金。

**第二十四条** 竞业限制的人员限于用人单位的高级管理人员、高级技术人员和其他负有保密义务的人员。竞业限制的范围、地域、期限由用人单位与劳动者约定，竞业限制的约定不得违反法律、法规的规定。

在解除或者终止劳动合同后，前款规定的人员到与本单位生产或者经营同类产品、从事同类业务的有竞争关系的其他用人单位，或者自己开业生产或者经营同类产品、从事同类业务的竞业限制期限，不得超过二年。

**第二十五条** 除本法第二十二条和第二十三条规定的情形外，用人单位不得与劳动者约定由劳动者承担违约金。

**第二十六条** 下列劳动合同无效或者部分无效：

(一)以欺诈、胁迫的手段或者乘人之危，使对方在违背真实意思的情况下订立或者变更劳动合同的；

(二)用人单位免除自己的法定责任、排除劳动者权利的；

(三)违反法律、行政法规强制性规定的。

对劳动合同的无效或者部分无效有争议的，由劳动争议仲裁机构或者人民法院确认。

**第二十七条** 劳动合同部分无效，不影响其他部分效力的，其他部分仍然有效。

**第二十八条** 劳动合同被确认无效，劳动者已付出劳动的，用人单位应当向劳动者支付劳动报酬。劳动报酬的数额，参照本单位相同或者相近岗位劳动者的劳动报酬确定。

## 第三章 劳动合同的履行和变更

**第二十九条** 用人单位与劳动者应当按照劳动合同的约定，全面履行各自的义务。

**第三十条** 用人单位应当按照劳动合同约定和国家规定，向劳动者及时足额支付劳动报酬。

用人单位拖欠或者未足额支付劳动报酬的，劳动者可以依法向当地人民法院申请支付令，人民法院应当依法发出支付令。

**第三十一条** 用人单位应当严格执行劳动定额标准，不得强迫或者变相强迫劳动者加班。用人单位安排加班的，应当按照国家有关规定向劳动者支付加班费。

**第三十二条** 劳动者拒绝用人单位管理人员违章指挥、强令冒险作业的，不视为违反劳动合同。

劳动者对危害生命安全和身体健康的劳动条件，有权对用人单位提出批评、检举和控告。

**第三十三条** 用人单位变更名称、法定代表人、主要负责人或者投资人等事项，不影响劳动合同的履行。

**第三十四条** 用人单位发生合并或者分立等情况，原劳动合同继续有效，劳动合同由承继其权利和义务的用人单位继续履行。

**第三十五条** 用人单位与劳动者协商一致，可以变更劳动合同约定的内容。变更劳动合同，应当采用书面形式。

变更后的劳动合同文本由用人单位和劳动者各执一份。

## 第四章 劳动合同的解除和终止

**第三十六条** 用人单位与劳动者协商一致，可以解除劳动合同。

**第三十七条** 劳动者提前三十日以书面形式通知用人单位，可以解除劳动合同。劳动者在试用期内提前三日通知用人单位，可以解除劳动合同。

**第三十八条** 用人单位有下列情形之一的，劳动者可以解除劳动合同：

（一）未按照劳动合同约定提供劳动保护或者劳动条件的；

（二）未及时足额支付劳动报酬的；

（三）未依法为劳动者缴纳社会保险费的；

（四）用人单位的规章制度违反法律、法规的规定，损害劳动者权益的；

（五）因本法第二十六条第一款规定的情形致使劳动合同无效的；

（六）法律、行政法规规定劳动者可以解除劳动合同的其他情形。

用人单位以暴力、威胁或者非法限制人身自由的手段强迫劳动者劳动的，或者用人单位违章指挥、强令冒险作业危及劳动者人身安全的，劳动者可以立即解除劳动合同，不需事先告知用人单位。

**第三十九条** 劳动者有下列情形之一的，用人单位可以解除劳动合同：

（一）在试用期间被证明不符合录用条件的；

（二）严重违反用人单位的规章制度的；

（三）严重失职，营私舞弊，给用人单位造成重大损害的；

（四）劳动者同时与其他用人单位建立劳动关系，对完成本单位的工作任务造成严重影响，或者经用人单位提出，拒不改正的；

（五）因本法第二十六条第一款第一项规定的情形致使劳动合同无效的；

（六）被依法追究刑事责任的。

**第四十条** 有下列情形之一的，用人单位提前三十日以书面形式通知劳动者本人或者额外支付劳动者一个月工资后，可以解除劳动合同：

（一）劳动者患病或者非因工负伤，在规定的医疗期满后不能从事原工作，也不能从事由用人单位另行安排的工作的；

（二）劳动者不能胜任工作，经过培训或者调整工作岗位，仍不能胜任工作的；

（三）劳动合同订立时所依据的客观情况发生重大变化，致使劳动合同无法履行，经用人单位与劳动者协商，未能就变更劳动合同内容达成协议的。

**第四十一条** 有下列情形之一，需要裁减人员二十人以上或者裁减不足二十人但占企业职工总数百分之十以上的，用人单位提前三十日向工会或者全体职工说明情况，听取工会或者职工的意见后，裁减人员方案经向劳动行政部门报告，可以裁减人员：

（一）依照企业破产法规定进行重整的；

（二）生产经营发生严重困难的；

（三）企业转产、重大技术革新或者经营方式调整，经变更劳动合同后，仍需裁减人员的；

（四）其他因劳动合同订立时所依据的客观经济情况发生重大变化，致使劳动合同无法履行的。

裁减人员时,应当优先留用下列人员:

(一)与本单位订立较长期限的固定期限劳动合同的;

(二)与本单位订立无固定期限劳动合同的;

(三)家庭无其他就业人员,有需要扶养的老人或者未成年人的。

用人单位依照本条第一款规定裁减人员,在六个月内重新招用人员的,应当通知被裁减的人员,并在同等条件下优先招用被裁减的人员。

**第四十二条** 劳动者有下列情形之一的,用人单位不得依照本法第四十条、第四十一条的规定解除劳动合同:

(一)从事接触职业病危害作业的劳动者未进行离岗前职业健康检查,或者疑似职业病病人在诊断或者医学观察期间的;

(二)在本单位患职业病或者因工负伤并被确认丧失或者部分丧失劳动能力的;

(三)患病或者非因工负伤,在规定的医疗期内的;

(四)女职工在孕期、产期、哺乳期的;

(五)在本单位连续工作满十五年,且距法定退休年龄不足五年的;

(六)法律、行政法规规定的其他情形。

**第四十三条** 用人单位单方解除劳动合同,应当事先将理由通知工会。用人单位违反法律、行政法规规定或者劳动合同约定的,工会有权要求用人单位纠正。用人单位应当研究工会的意见,并将处理结果书面通知工会。

**第四十四条** 有下列情形之一的,劳动合同终止:

(一)劳动合同期满的;

(二)劳动者开始依法享受基本养老保险待遇的;

(三)劳动者死亡,或者被人民法院宣告死亡或者宣告失踪的;

(四)用人单位被依法宣告破产的;

(五)用人单位被吊销营业执照、责令关闭、撤销或者用人单位

决定提前解散的;

(六)法律、行政法规规定的其他情形。

**第四十五条** 劳动合同期满,有本法第四十二条规定情形之一的,劳动合同应当续延至相应的情形消失时终止。但是,本法第四十二条第二项规定丧失或者部分丧失劳动能力劳动者的劳动合同的终止,按照国家有关工伤保险的规定执行。

**第四十六条** 有下列情形之一的,用人单位应当向劳动者支付经济补偿:

(一)劳动者依照本法第三十八条规定解除劳动合同的;

(二)用人单位依照本法第三十六条规定向劳动者提出解除劳动合同并与劳动者协商一致解除劳动合同的;

(三)用人单位依照本法第四十条规定解除劳动合同的;

(四)用人单位依照本法第四十一条第一款规定解除劳动合同的;

(五)除用人单位维持或者提高劳动合同约定条件续订劳动合同,劳动者不同意续订的情形外,依照本法第四十四条第一项规定终止固定期限劳动合同的;

(六)依照本法第四十四条第四项、第五项规定终止劳动合同的;

(七)法律、行政法规规定的其他情形。

**第四十七条** 经济补偿按劳动者在本单位工作的年限,每满一年支付一个月工资的标准向劳动者支付。六个月以上不满一年的,按一年计算;不满六个月的,向劳动者支付半个月工资的经济补偿。

劳动者月工资高于用人单位所在直辖市、设区的市级人民政府公布的本地区上年度职工月平均工资三倍的,向其支付经济补偿的标准按职工月平均工资三倍的数额支付,向其支付经济补偿的年限最高不超过十二年。

本条所称月工资是指劳动者在劳动合同解除或者终止前十二个月的平均工资。

**第四十八条** 用人单位违反本法规定解除或者终止劳动合同，劳动者要求继续履行劳动合同的，用人单位应当继续履行；劳动者不要求继续履行劳动合同或者劳动合同已经不能继续履行的，用人单位应当依照本法第八十七条规定支付赔偿金。

**第四十九条** 国家采取措施，建立健全劳动者社会保险关系跨地区转移接续制度。

**第五十条** 用人单位应当在解除或者终止劳动合同时出具解除或者终止劳动合同的证明，并在十五日内为劳动者办理档案和社会保险关系转移手续。

劳动者应当按照双方约定，办理工作交接。用人单位依照本法有关规定应当向劳动者支付经济补偿的，在办理工作交接时支付。

用人单位对已经解除或者终止的劳动合同的文本，至少保存二年备查。

## 第五章　特别规定

### 第一节　集体合同

**第五十一条** 企业职工一方与用人单位通过平等协商，可以就劳动报酬、工作时间、休息休假、劳动安全卫生、保险福利等事项订立集体合同。集体合同草案应当提交职工代表大会或者全体职工讨论通过。

集体合同由工会代表企业职工一方与用人单位订立；尚未建立工会的用人单位，由上级工会指导劳动者推举的代表与用人单位订立。

**第五十二条** 企业职工一方与用人单位可以订立劳动安全卫生、女职工权益保护、工资调整机制等专项集体合同。

**第五十三条** 在县级以下区域内，建筑业、采矿业、餐饮服务业等行业可以由工会与企业方面代表订立行业性集体合同，或者订立区域性集体合同。

**第五十四条** 集体合同订立后，应当报送劳动行政部门；劳动行政部门自收到集体合同文本之日起十五日内未提出异议的，集体合同即行生效。

依法订立的集体合同对用人单位和劳动者具有约束力。行业性、区域性集体合同对当地本行业、本区域的用人单位和劳动者具有约束力。

**第五十五条** 集体合同中劳动报酬和劳动条件等标准不得低于当地人民政府规定的最低标准；用人单位与劳动者订立的劳动合同中劳动报酬和劳动条件等标准不得低于集体合同规定的标准。

**第五十六条** 用人单位违反集体合同，侵犯职工劳动权益的，工会可以依法要求用人单位承担责任；因履行集体合同发生争议，经协商解决不成的，工会可以依法申请仲裁、提起诉讼。

## 第二节 劳务派遣

**第五十七条** 劳务派遣单位应当依照公司法的有关规定设立，注册资本不得少于五十万元。

**第五十八条** 劳务派遣单位是本法所称用人单位，应当履行用人单位对劳动者的义务。劳务派遣单位与被派遣劳动者订立的劳动合同，除应当载明本法第十七条规定的事项外，还应当载明被派遣劳动者的用工单位以及派遣期限、工作岗位等情况。

劳务派遣单位应当与被派遣劳动者订立二年以上的固定期限劳动合同，按月支付劳动报酬；被派遣劳动者在无工作期间，劳务派遣单位应当按照所在地人民政府规定的最低工资标准，向其按月支付报酬。

**第五十九条** 劳务派遣单位派遣劳动者应当与接受以劳务派遣形式用工的单位（以下称用工单位）订立劳务派遣协议。劳务派遣协议应当约定派遣岗位和人员数量、派遣期限、劳动报酬和社会保险费的数额与支付方式以及违反协议的责任。

用工单位应当根据工作岗位的实际需要与劳务派遣单位确定派遣期限，不得将连续用工期限分割订立数个短期劳务派遣协议。

**第六十条** 劳务派遣单位应当将劳务派遣协议的内容告知被派遣劳动者。

劳务派遣单位不得克扣用工单位按照劳务派遣协议支付给被派遣劳动者的劳动报酬。

劳务派遣单位和用工单位不得向被派遣劳动者收取费用。

**第六十一条** 劳务派遣单位跨地区派遣劳动者的,被派遣劳动者享有的劳动报酬和劳动条件,按照用工单位所在地的标准执行。

**第六十二条** 用工单位应当履行下列义务:

(一)执行国家劳动标准,提供相应的劳动条件和劳动保护;

(二)告知被派遣劳动者的工作要求和劳动报酬;

(三)支付加班费、绩效奖金,提供与工作岗位相关的福利待遇;

(四)对在岗被派遣劳动者进行工作岗位所必需的培训;

(五)连续用工的,实行正常的工资调整机制。

用工单位不得将被派遣劳动者再派遣到其他用人单位。

**第六十三条** 被派遣劳动者享有与用工单位的劳动者同工同酬的权利。用工单位无同类岗位劳动者的,参照用工单位所在地相同或者相近岗位劳动者的劳动报酬确定。

**第六十四条** 被派遣劳动者有权在劳务派遣单位或者用工单位依法参加或者组织工会,维护自身的合法权益。

**第六十五条** 被派遣劳动者可以依照本法第三十六条、第三十八条的规定与劳务派遣单位解除劳动合同。

被派遣劳动者有本法第三十九条和第四十条第一项、第二项规定情形的,用工单位可以将劳动者退回劳务派遣单位,劳务派遣单位依照本法有关规定,可以与劳动者解除劳动合同。

**第六十六条** 劳务派遣一般在临时性、辅助性或者替代性的工作岗位上实施。

**第六十七条** 用人单位不得设立劳务派遣单位向本单位或者所属单位派遣劳动者。

### 第三节 非全日制用工

**第六十八条** 非全日制用工，是指以小时计酬为主，劳动者在同一用人单位一般平均每日工作时间不超过四小时，每周工作时间累计不超过二十四小时的用工形式。

**第六十九条** 非全日制用工双方当事人可以订立口头协议。

从事非全日制用工的劳动者可以与一个或者一个以上用人单位订立劳动合同；但是，后订立的劳动合同不得影响先订立的劳动合同的履行。

**第七十条** 非全日制用工双方当事人不得约定试用期。

**第七十一条** 非全日制用工双方当事人任何一方都可以随时通知对方终止用工。终止用工，用人单位不向劳动者支付经济补偿。

**第七十二条** 非全日制用工小时计酬标准不得低于用人单位所在地人民政府规定的最低小时工资标准。

非全日制用工劳动报酬结算支付周期最长不得超过十五日。

## 第六章 监督检查

**第七十三条** 国务院劳动行政部门负责全国劳动合同制度实施的监督管理。

县级以上地方人民政府劳动行政部门负责本行政区域内劳动合同制度实施的监督管理。

县级以上各级人民政府劳动行政部门在劳动合同制度实施的监督管理工作中，应当听取工会、企业方面代表以及有关行业主管部门的意见。

**第七十四条** 县级以上地方人民政府劳动行政部门依法对下列实施劳动合同制度的情况进行监督检查：

（一）用人单位制定直接涉及劳动者切身利益的规章制度及其执行的情况；

（二）用人单位与劳动者订立和解除劳动合同的情况；

（三）劳务派遣单位和用工单位遵守劳务派遣有关规定的情况；

（四）用人单位遵守国家关于劳动者工作时间和休息休假规定的情况；

（五）用人单位支付劳动合同约定的劳动报酬和执行最低工资标准的情况；

（六）用人单位参加各项社会保险和缴纳社会保险费的情况；

（七）法律、法规规定的其他劳动监察事项。

**第七十五条** 县级以上地方人民政府劳动行政部门实施监督检查时，有权查阅与劳动合同、集体合同有关的材料，有权对劳动场所进行实地检查，用人单位和劳动者都应当如实提供有关情况和材料。

劳动行政部门的工作人员进行监督检查，应当出示证件，依法行使职权，文明执法。

**第七十六条** 县级以上人民政府建设、卫生、安全生产监督管理等有关主管部门在各自职责范围内，对用人单位执行劳动合同制度的情况进行监督管理。

**第七十七条** 劳动者合法权益受到侵害的，有权要求有关部门依法处理，或者依法申请仲裁、提起诉讼。

**第七十八条** 工会依法维护劳动者的合法权益，对用人单位履行劳动合同、集体合同的情况进行监督。用人单位违反劳动法律、法规和劳动合同、集体合同的，工会有权提出意见或者要求纠正；劳动者申请仲裁、提起诉讼的，工会依法给予支持和帮助。

**第七十九条** 任何组织或者个人对违反本法的行为都有权举报，县级以上人民政府劳动行政部门应当及时核实、处理，并对举报有功人员给予奖励。

## 第七章　法律责任

**第八十条** 用人单位直接涉及劳动者切身利益的规章制度违反法律、法规规定的，由劳动行政部门责令改正，给予警告；给劳动者造成损害的，应当承担赔偿责任。

**第八十一条** 用人单位提供的劳动合同文本未载明本法规定的

劳动合同必备条款或者用人单位未将劳动合同文本交付劳动者的，由劳动行政部门责令改正；给劳动者造成损害的，应当承担赔偿责任。

**第八十二条** 用人单位自用工之日起超过一个月不满一年未与劳动者订立书面劳动合同的，应当向劳动者每月支付二倍的工资。

用人单位违反本法规定不与劳动者订立无固定期限劳动合同的，自应当订立无固定期限劳动合同之日起向劳动者每月支付二倍的工资。

**第八十三条** 用人单位违反本法规定与劳动者约定试用期的，由劳动行政部门责令改正；违法约定的试用期已经履行的，由用人单位以劳动者试用期满月工资为标准，按已经履行的超过法定试用期的期间向劳动者支付赔偿金。

**第八十四条** 用人单位违反本法规定，扣押劳动者居民身份证等证件的，由劳动行政部门责令限期退还劳动者本人，并依照有关法律规定给予处罚。

用人单位违反本法规定，以担保或者其他名义向劳动者收取财物的，由劳动行政部门责令限期退还劳动者本人，并以每人五百元以上二千元以下的标准处以罚款；给劳动者造成损害的，应当承担赔偿责任。

劳动者依法解除或者终止劳动合同，用人单位扣押劳动者档案或者其他物品的，依照前款规定处罚。

**第八十五条** 用人单位有下列情形之一的，由劳动行政部门责令限期支付劳动报酬、加班费或者经济补偿；劳动报酬低于当地最低工资标准的，应当支付其差额部分；逾期不支付的，责令用人单位按应付金额百分之五十以上百分之一百以下的标准向劳动者加付赔偿金：

（一）未按照劳动合同的约定或者国家规定及时足额支付劳动者劳动报酬的；

（二）低于当地最低工资标准支付劳动者工资的；

（三）安排加班不支付加班费的；

（四）解除或者终止劳动合同，未依照本法规定向劳动者支付经济补偿的。

**第八十六条** 劳动合同依照本法第二十六条规定被确认无效，给对方造成损害的，有过错的一方应当承担赔偿责任。

**第八十七条** 用人单位违反本法规定解除或者终止劳动合同的，应当依照本法第四十七条规定的经济补偿标准的二倍向劳动者支付赔偿金。

**第八十八条** 用人单位有下列情形之一的，依法给予行政处罚；构成犯罪的，依法追究刑事责任；给劳动者造成损害的，应当承担赔偿责任：

（一）以暴力、威胁或者非法限制人身自由的手段强迫劳动的；

（二）违章指挥或者强令冒险作业危及劳动者人身安全的；

（三）侮辱、体罚、殴打、非法搜查或者拘禁劳动者的；

（四）劳动条件恶劣、环境污染严重，给劳动者身心健康造成严重损害的。

**第八十九条** 用人单位违反本法规定未向劳动者出具解除或者终止劳动合同的书面证明，由劳动行政部门责令改正；给劳动者造成损害的，应当承担赔偿责任。

**第九十条** 劳动者违反本法规定解除劳动合同，或者违反劳动合同中约定的保密义务或者竞业限制，给用人单位造成损失的，应当承担赔偿责任。

**第九十一条** 用人单位招用与其他用人单位尚未解除或者终止劳动合同的劳动者，给其他用人单位造成损失的，应当承担连带赔偿责任。

**第九十二条** 劳务派遣单位违反本法规定的，由劳动行政部门和其他有关主管部门责令改正；情节严重的，以每人一千元以上五千元以下的标准处以罚款，并由工商行政管理部门吊销营业执照；给被派遣劳动者造成损害的，劳务派遣单位与用工单位承担连带赔偿责任。

**第九十三条** 对不具备合法经营资格的用人单位的违法犯罪行为，依法追究法律责任；劳动者已经付出劳动的，该单位或者其出资人应当依照本法有关规定向劳动者支付劳动报酬、经济补偿、赔偿金；给劳动者造成损害的，应当承担赔偿责任。

**第九十四条** 个人承包经营违反本法规定招用劳动者，给劳动者造成损害的，发包的组织与个人承包经营者承担连带赔偿责任。

**第九十五条** 劳动行政部门和其他有关主管部门及其工作人员玩忽职守、不履行法定职责，或者违法行使职权，给劳动者或者用人单位造成损害的，应当承担赔偿责任；对直接负责的主管人员和其他直接责任人员，依法给予行政处分；构成犯罪的，依法追究刑事责任。

## 第八章 附 则

**第九十六条** 事业单位与实行聘用制的工作人员订立、履行、变更、解除或者终止劳动合同，法律、行政法规或者国务院另有规定的，依照其规定；未作规定的，依照本法有关规定执行。

**第九十七条** 本法施行前已依法订立且在本法施行之日存续的劳动合同，继续履行；本法第十四条第二款第三项规定连续订立固定期限劳动合同的次数，自本法施行后续订固定期限劳动合同时开始计算。

本法施行前已建立劳动关系，尚未订立书面劳动合同的，应当自本法施行之日起一个月内订立。

本法施行之日存续的劳动合同在本法施行后解除或者终止，依照本法第四十六条规定应当支付经济补偿的，经济补偿年限自本法施行之日起计算；本法施行前按照当时有关规定，用人单位应当向劳动者支付经济补偿的，按照当时有关规定执行。

**第九十八条** 本法自 2008 年 1 月 1 日起施行。

# 《中华人民共和国劳动合同法实施条例》

（《中华人民共和国劳动合同法实施条例》于 2008 年 9 月 3 日国务院第 25 次常务会议通过，由中华人民共和国国务院令第 535 号公布，自公布之日起施行。）

## 第一章　总　则

**第一条**　为了贯彻实施《中华人民共和国劳动合同法》（以下简称劳动合同法），制定本条例。

**第二条**　各级人民政府和县级以上人民政府劳动行政等有关部门以及工会等组织，应当采取措施，推动劳动合同法的贯彻实施，促进劳动关系的和谐。

**第三条**　依法成立的会计师事务所、律师事务所等合伙组织和基金会，属于劳动合同法规定的用人单位。

## 第二章　劳动合同的订立

**第四条**　劳动合同法规定的用人单位设立的分支机构，依法取得营业执照或者登记证书的，可以作为用人单位与劳动者订立劳动合同；未依法取得营业执照或者登记证书的，受用人单位委托可以与劳动者订立劳动合同。

**第五条**　自用工之日起一个月内，经用人单位书面通知后，劳动者不与用人单位订立书面劳动合同的，用人单位应当书面通知劳动者终止劳动关系，无需向劳动者支付经济补偿，但是应当依法向劳动者支付其实际工作时间的劳动报酬。

**第六条**　用人单位自用工之日起超过一个月不满一年未与劳动者订立书面劳动合同的，应当依照劳动合同法第八十二条的规定向劳动者每月支付两倍的工资，并与劳动者补订书面劳动合同；劳动者不与用人单位订立书面劳动合同的，用人单位应当书面通知劳动者终止劳动关系,并依照劳动合同法第四十七条的规定支付经济补偿。

前款规定的用人单位向劳动者每月支付两倍工资的起算时间为用工之日起满一个月的次日,截止时间为补订书面劳动合同的前一日。

**第七条** 用人单位自用工之日起满一年未与劳动者订立书面劳动合同的,自用工之日起满一个月的次日至满一年的前一日应当依照劳动合同法第八十二条的规定向劳动者每月支付两倍的工资,并视为自用工之日起满一年的当日已经与劳动者订立无固定期限劳动合同,应当立即与劳动者补订书面劳动合同。

**第八条** 劳动合同法第七条规定的职工名册,应当包括劳动者姓名、性别、公民身份号码、户籍地址及现住址、联系方式、用工形式、用工起始时间、劳动合同期限等内容。

**第九条** 劳动合同法第十四条第二款规定的连续工作满10年的起始时间,应当自用人单位用工之日起计算,包括劳动合同法施行前的工作年限。

**第十条** 劳动者非因本人原因从原用人单位被安排到新用人单位工作的,劳动者在原用人单位的工作年限合并计算为新用人单位的工作年限。原用人单位已经向劳动者支付经济补偿的,新用人单位在依法解除、终止劳动合同计算支付经济补偿的工作年限时,不再计算劳动者在原用人单位的工作年限。

**第十一条** 除劳动者与用人单位协商一致的情形外,劳动者依照劳动合同法第十四条第二款的规定,提出订立无固定期限劳动合同的,用人单位应当与其订立无固定期限劳动合同。对劳动合同的内容,双方应当按照合法、公平、平等自愿、协商一致、诚实信用的原则协商确定;对协商不一致的内容,依照劳动合同法第十八条的规定执行。

**第十二条** 地方各级人民政府及县级以上地方人民政府有关部门为安置就业困难人员提供的给予岗位补贴和社会保险补贴的公益性岗位,其劳动合同不适用劳动合同法有关无固定期限劳动合同的规定以及支付经济补偿的规定。

**第十三条** 用人单位与劳动者不得在劳动合同法第四十四条规定的劳动合同终止情形之外约定其他的劳动合同终止条件。

**第十四条** 劳动合同履行地与用人单位注册地不一致的,有关劳动者的最低工资标准、劳动保护、劳动条件、职业危害防护和本地区上年度职工月平均工资标准等事项,按照劳动合同履行地的有关规定执行;用人单位注册地的有关标准高于劳动合同履行地的有关标准,且用人单位与劳动者约定按照用人单位注册地的有关规定执行的,从其约定。

**第十五条** 劳动者在试用期的工资不得低于本单位相同岗位最低档工资的80%或者不得低于劳动合同约定工资的80%,并不得低于用人单位所在地的最低工资标准。

**第十六条** 劳动合同法第二十二条第二款规定的培训费用,包括用人单位为了对劳动者进行专业技术培训而支付的有凭证的培训费用、培训期间的差旅费用以及因培训产生的用于该劳动者的其他直接费用。

**第十七条** 劳动合同期满,但是用人单位与劳动者依照劳动合同法第二十二条的规定约定的服务期尚未到期的,劳动合同应当续延至服务期满;双方另有约定的,从其约定。

## 第三章 劳动合同的解除和终止

**第十八条** 有下列情形之一的,依照劳动合同法规定的条件、程序,劳动者可以与用人单位解除固定期限劳动合同、无固定期限劳动合同或者以完成一定工作任务为期限的劳动合同:

(一)劳动者与用人单位协商一致的;

(二)劳动者提前30日以书面形式通知用人单位的;

(三)劳动者在试用期内提前3日通知用人单位的;

(四)用人单位未按照劳动合同约定提供劳动保护或者劳动条件的;

（五）用人单位未及时足额支付劳动报酬的；

（六）用人单位未依法为劳动者缴纳社会保险费的；

（七）用人单位的规章制度违反法律、法规的规定，损害劳动者权益的；

（八）用人单位以欺诈、胁迫的手段或者乘人之危，使劳动者在违背真实意思的情况下订立或者变更劳动合同的；

（九）用人单位在劳动合同中免除自己的法定责任、排除劳动者权利的；

（十）用人单位违反法律、行政法规强制性规定的；

（十一）用人单位以暴力、威胁或者非法限制人身自由的手段强迫劳动者劳动的；

（十二）用人单位违章指挥、强令冒险作业危及劳动者人身安全的；

（十三）法律、行政法规规定劳动者可以解除劳动合同的其他情形。

**第十九条** 有下列情形之一的，依照劳动合同法规定的条件、程序，用人单位可以与劳动者解除固定期限劳动合同、无固定期限劳动合同或者以完成一定工作任务为期限的劳动合同：

（一）用人单位与劳动者协商一致的；

（二）劳动者在试用期间被证明不符合录用条件的；

（三）劳动者严重违反用人单位的规章制度的；

（四）劳动者严重失职，营私舞弊，给用人单位造成重大损害的；

（五）劳动者同时与其他用人单位建立劳动关系，对完成本单位的工作任务造成严重影响，或者经用人单位提出，拒不改正的；

（六）劳动者以欺诈、胁迫的手段或者乘人之危，使用人单位在违背真实意思的情况下订立或者变更劳动合同的；

（七）劳动者被依法追究刑事责任的；

（八）劳动者患病或者非因工负伤，在规定的医疗期满后不能从事原工作，也不能从事由用人单位另行安排的工作的；

（九）劳动者不能胜任工作，经过培训或者调整工作岗位，仍不能胜任工作的；

（十）劳动合同订立时所依据的客观情况发生重大变化，致使劳动合同无法履行，经用人单位与劳动者协商，未能就变更劳动合同内容达成协议的；

（十一）用人单位依照企业破产法规定进行重整的；

（十二）用人单位生产经营发生严重困难的；

（十三）企业转产、重大技术革新或者经营方式调整，经变更劳动合同后，仍需裁减人员的；

（十四）其他因劳动合同订立时所依据的客观经济情况发生重大变化，致使劳动合同无法履行的。

**第二十条**　用人单位依照劳动合同法第四十条的规定，选择额外支付劳动者一个月工资解除劳动合同的，其额外支付的工资应当按照该劳动者上一个月的工资标准确定。

**第二十一条**　劳动者达到法定退休年龄的，劳动合同终止。

**第二十二条**　以完成一定工作任务为期限的劳动合同因任务完成而终止的，用人单位应当依照劳动合同法第四十七条的规定向劳动者支付经济补偿。

**第二十三条**　用人单位依法终止工伤职工的劳动合同的，除依照劳动合同法第四十七条的规定支付经济补偿外，还应当依照国家有关工伤保险的规定支付一次性工伤医疗补助金和伤残就业补助金。

**第二十四条**　用人单位出具的解除、终止劳动合同的证明，应当写明劳动合同期限、解除或者终止劳动合同的日期、工作岗位、在本单位的工作年限。

**第二十五条**　用人单位违反劳动合同法的规定解除或者终止劳动合同，依照劳动合同法第八十七条的规定支付了赔偿金的，不再支付经济补偿。赔偿金的计算年限自用工之日起计算。

**第二十六条**　用人单位与劳动者约定了服务期，劳动者依照劳动合同法第三十八条的规定解除劳动合同的,不属于违反服务期的约定,用人单位不得要求劳动者支付违约金。

有下列情形之一,用人单位与劳动者解除约定服务期的劳动合同的,劳动者应当按照劳动合同的约定向用人单位支付违约金:

(一)劳动者严重违反用人单位的规章制度的;

(二)劳动者严重失职,营私舞弊,给用人单位造成重大损害的;

(三)劳动者同时与其他用人单位建立劳动关系,对完成本单位的工作任务造成严重影响,或者经用人单位提出,拒不改正的;

(四)劳动者以欺诈、胁迫的手段或者乘人之危,使用人单位在违背真实意思的情况下订立或者变更劳动合同的;

(五)劳动者被依法追究刑事责任的。

**第二十七条** 劳动合同法第四十七条规定的经济补偿的月工资按照劳动者应得工资计算,包括计时工资或者计件工资以及奖金、津贴和补贴等货币性收入。劳动者在劳动合同解除或者终止前12个月的平均工资低于当地最低工资标准的,按照当地最低工资标准计算。劳动者工作不满12个月的,按照实际工作的月数计算平均工资。

## 第四章 劳务派遣特别规定

**第二十八条** 用人单位或者其所属单位出资或者合伙设立的劳务派遣单位,向本单位或者所属单位派遣劳动者的,属于劳动合同法第六十七条规定的不得设立的劳务派遣单位。

**第二十九条** 用工单位应当履行劳动合同法第六十二条规定的义务,维护被派遣劳动者的合法权益。

**第三十条** 劳务派遣单位不得以非全日制用工形式招用被派遣劳动者。

**第三十一条** 劳务派遣单位或者被派遣劳动者依法解除、终止劳动合同的经济补偿,依照劳动合同法第四十六条、第四十七条的规定执行。

**第三十二条** 劳务派遣单位违法解除或者终止被派遣劳动者的劳动合同的,依照劳动合同法第四十八条的规定执行。

## 第五章 法律责任

**第三十三条** 用人单位违反劳动合同法有关建立职工名册规定的,由劳动行政部门责令限期改正;逾期不改正的,由劳动行政部门处2 000 元以上2 万元以下的罚款。

**第三十四条** 用人单位依照劳动合同法的规定应当向劳动者每月支付两倍的工资或者应当向劳动者支付赔偿金而未支付的,劳动行政部门应当责令用人单位支付。

**第三十五条** 用工单位违反劳动合同法和本条例有关劳务派遣规定的,由劳动行政部门和其他有关主管部门责令改正;情节严重的,以每位被派遣劳动者1 000 元以上5 000 元以下的标准处以罚款;给被派遣劳动者造成损害的,劳务派遣单位和用工单位承担连带赔偿责任。

## 第六章 附 则

**第三十六条** 对违反劳动合同法和本条例的行为的投诉、举报,县级以上地方人民政府劳动行政部门依照《劳动保障监察条例》的规定处理。

**第三十七条** 劳动者与用人单位因订立、履行、变更、解除或者终止劳动合同发生争议的,依照《中华人民共和国劳动争议调解仲裁法》的规定处理。

**第三十八条** 本条例自公布之日起施行。

# 《最高人民法院关于审理劳动争议案件适用法律若干问题的解释》

(《最高人民法院关于审理劳动争议案件适用法律若干问题的解释》已于2001年3月22日由最高人民法院审判委员会第1165次会议通过。现予公布,自2001年4月30日起施行。)

为正确审理劳动争议案件,根据《中华人民共和国劳动法》(以下简称《劳动法》)和《中华人民共和国民事诉讼法》(以下简称《民事诉讼法》)等相关法律之规定,就适用法律的若干问题,作如下解释。

**第一条** 劳动者与用人单位之间发生的下列纠纷,属于《劳动法》第二条规定的劳动争议,当事人不服劳动争议仲裁委员会作出的裁决,依法向人民法院起诉的,人民法院应当受理:

(一)劳动者与用人单位在履行劳动合同过程中发生的纠纷;

(二)劳动者与用人单位之间没有订立书面劳动合同,但已形成劳动关系后发生的纠纷;

(三)劳动者退休后,与尚未参加社会保险统筹的原用人单位因追索养老金、医疗费、工伤保险待遇和其他社会保险费而发生的纠纷。

**第二条** 劳动争议仲裁委员会以当事人申请仲裁的事项不属于劳动争议为由,作出不予受理的书面裁决、决定或者通知,当事人不服,依法向人民法院起诉的,人民法院应当分别情况予以处理:

(一)属于劳动争议案件的,应当受理;

(二)虽不属于劳动争议案件,但属于人民法院主管的其他案件,应当依法受理。

**第三条** 劳动争议仲裁委员会根据《劳动法》第八十二条之规定,以当事人的仲裁申请超过六十日期限为由,作出不予受理的书面裁决、决定或者通知，当事人不服，依法向人民法院起诉的，人民法院应当受理；对确已超过仲裁申请期限，又无不可抗力或者其他正当理由的，依法驳回其诉讼请求。

**第四条** 劳动争议仲裁委员会以申请仲裁的主体不适格为由，作出不予受理的书面裁决、决定或者通知，当事人不服，依法向人民法院起诉的，经审查，确属主体不适格的，裁定不予受理或者驳回起诉。

**第五条** 劳动争议仲裁委员会为纠正原仲裁裁决错误重新作出裁决，当事人不服，依法向人民法院起诉的，人民法院应当受理。

**第六条** 人民法院受理劳动争议案件后，当事人增加诉讼请求的，如该诉讼请求与讼争的劳动争议具有不可分性，应当合并审理；如属独立的劳动争议，应当告知当事人向劳动争议仲裁委员会申请仲裁。

**第七条** 劳动争议仲裁委员会仲裁的事项不属于人民法院受理的案件范围，当事人不服，依法向人民法院起诉的，裁定不予受理或者驳回起诉。

**第八条** 劳动争议案件由用人单位所在地或者劳动合同履行地的基层人民法院管辖。

劳动合同履行地不明确的，由用人单位所在地的基层人民法院管辖。

**第九条** 当事人双方不服劳动争议仲裁委员会作出的同一仲裁裁决，均向同一人民法院起诉的，先起诉的一方当事人为原告，但对双方的诉讼请求，人民法院应当一并作出裁决。

当事人双方就同一仲裁裁决分别向有管辖权的人民法院起诉的，后受理的人民法院应当将案件移送给先受理的人民法院。

**第十条** 用人单位与其他单位合并的，合并前发生的劳动争议，由合并后的单位为当事人；用人单位分立为若干单位的，其分立前发生的劳动争议，由分立后的实际用人单位为当事人。

用人单位分立为若干单位后，对承受劳动权利义务的单位不明确的,分立后的单位均为当事人。

**第十一条** 用人单位招用尚未解除劳动合同的劳动者,原用人单位与劳动者发生的劳动争议,可以列新的用人单位为第三人。

原用人单位以新的用人单位侵权为由向人民法院起诉的,可以列劳动者为第三人。

原用人单位以新的用人单位和劳动者共同侵权为由向人民法院起诉的,新的用人单位和劳动者列为共同被告。

**第十二条** 劳动者在用人单位与其他平等主体之间的承包经营期间,与发包方和承包方双方或者一方发生劳动争议,依法向人民法院起诉的,应当将承包方和发包方作为当事人。

**第十三条** 因用人单位作出的开除、除名、辞退、解除劳动合同、减少劳动报酬、计算劳动者工作年限等决定而发生的劳动争议,用人单位负举证责任。

**第十四条** 劳动合同被确认为无效后,用人单位对劳动者付出的劳动,一般可参照本单位同期、同工种、同岗位的工资标准支付劳动报酬。

根据《劳动法》第九十七条之规定,由于用人单位的原因订立的无效合同,给劳动者造成损害的,应当比照违反和解除劳动合同经济补偿金的支付标准,赔偿劳动者因合同无效所造成的经济损失。

**第十五条** 用人单位有下列情形之一,迫使劳动者提出解除劳动合同的,用人单位应当支付劳动者的劳动报酬和经济补偿,并可支付赔偿金:

(一)以暴力、威胁或者非法限制人身自由的手段强迫劳动的;

(二)未按照劳动合同约定支付劳动报酬或者提供劳动条件的;

(三)克扣或者无故拖欠劳动者工资的;

(四)拒不支付劳动者延长工作时间工资报酬的;

(五)低于当地最低工资标准支付劳动者工资的。

**第十六条** 劳动合同期满后,劳动者仍在原用人单位工作,原用人单位未表示异议的,视为双方同意以原条件继续履行劳动合同。

一方提出终止劳动关系的，人民法院应当支持。

根据《劳动法》第二十条之规定，用人单位应当与劳动者签订无固定期限劳动合同而未签订的，人民法院可以视为双方之间存在无固定期限劳动合同关系，并以原劳动合同确定双方的权利义务关系。

**第十七条** 劳动争议仲裁委员会作出仲裁裁决后，当事人对裁决中的部分事项不服，依法向人民法院起诉的，劳动争议仲裁裁决不发生法律效力。

**第十八条** 劳动争议仲裁委员会对多个劳动者的劳动争议作出仲裁裁决后，部分劳动者对仲裁裁决不服，依法向人民法院起诉的，仲裁裁决对提出起诉的劳动者不发生法律效力；对未提出起诉的部分劳动者，发生法律效力，如其申请执行的，人民法院应当受理。

**第十九条** 用人单位根据《劳动法》第四条之规定，通过民主程序制定的规章制度，不违反国家法律、行政法规及政策规定，并已向劳动者公示的，可以作为人民法院审理劳动争议案件的依据。

**第二十条** 用人单位对劳动者作出的开除、除名、辞退等处理，或者因其他原因解除劳动合同确有错误的，人民法院可以依法判决予以撤销。

对于追索劳动报酬、养老金、医疗费以及工伤保险待遇、经济补偿金、培训费及其他相关费用等案件，给付数额不当的，人民法院可以予以变更。

**第二十一条** 当事人申请人民法院执行劳动争议仲裁机构作出的发生法律效力的裁决书、调解书，被申请人提出证据证明劳动争议仲裁裁决书、调解书有下列情形之一，并经审查核实的，人民法院可以根据《民事诉讼法》第二百一十七条之规定，裁定不予执行：

（一）裁决的事项不属于劳动争议仲裁范围，或者劳动争议仲裁机构无权仲裁的；

（二）适用法律确有错误的；

（三）仲裁员仲裁该案时，有徇私舞弊、枉法裁决行为的；

（四）人民法院认定执行该劳动争议仲裁裁决违背社会公共利

益的。

人民法院在不予执行的裁定书中，应当告知当事人在收到裁定书之次日起三十日内，可以就该劳动争议事项向人民法院起诉。

## 《工资支付暂行规定》

**第一条** 为维护劳动者通过劳动获得劳动报酬的权利，规范用人单位的工资支付行为，根据《中华人民共和国劳动法》有关规定，制定本规定。

**第二条** 本规定适用于在中华人民共和国境内的企业、个体经济组织（以下统称用人单位）和与之形成劳动关系的劳动者。

国家机关、事业组织、社会团体和与之建立劳动合同关系的劳动者，依照本规定执行。

**第三条** 本规定所称工资是指用人单位依据劳动合同的规定，以各种形式支付给劳动者的工资报酬。

**第四条** 工资支付主要包括：工资支付项目、工资支付水平、工资支付形式、工资支付对象、工资支付时间以及特殊情况下的工资支付。

**第五条** 工资应当以法定货币支付。不得以实物及有价证券替代货币支付。

**第六条** 用人单位应将工资支付给劳动者本人。劳动者本人因故不能领取工资时，可由其亲属或委托他人代领。

用人单位可委托银行代发工资。

用人单位必须书面记录支付劳动者工资的数额、时间、领取者的姓名以及签字，并保存两年以上备查。用人单位在支付工资时应向劳动者提供一份其个人的工资清单。

**第七条** 工资必须在用人单位与劳动者约定的日期支付。如遇节假日或休息日，则应提前在最近的工作日支付。工资至少每月支付一次，实行周、日、小时工资制的可按周、日、小时支付工资。

**第八条** 对完成一次性临时劳动或某项具体工作的劳动者，用人单位应按有关协议或合同规定在其完成劳动任务后即支付工资。

**第九条** 劳动关系双方依法解除或终止劳动合同时，用人单位应在解除或终止劳动合同时一次付清劳动者工资。

**第十条** 劳动者在法定工作时间内依法参加社会活动期间，用人单位应视同其提供了正常劳动而支付工资。社会活动包括：依法行使选举权或被选举权；当选代表出席乡（镇）、区以上政府、党派、工会、青年团、妇女联合会等组织召开的会议；出任人民法庭证明人；出席劳动模范、先进工作者大会；《工会法》规定的不脱产工会基层委员会委员因工作活动占用的生产或工作时间；其他依法参加的社会活动。

**第十一条** 劳动者依法享受年休假、探亲假、婚假、丧假期间，用人单位应按劳动合同规定的标准支付劳动者工资。

**第十二条** 非因劳动者原因造成单位停工、停产在一个工资支付周期内的，用人单位应按劳动合同规定的标准支付劳动者工资。超过一个工资支付周期的，若劳动者提供了正常劳动，则支付给劳动者的劳动报酬不得低于当地的最低工资标准；若劳动者没有提供正常劳动，应按国家有关规定办理。

**第十三条** 用人单位在劳动者完成劳动定额或规定的工作任务后，根据实际需要安排劳动者在法定标准工作时间以外工作的，应按以下标准支付工资：

（一）用人单位依法安排劳动者在日法定标准工作时间以外延长工作时间的，按照不低于劳动合同规定的劳动者本人小时工资标准的 150% 支付劳动者工资；

（二）用人单位依法安排劳动者在休息日工作，而又不能安排补休的，按照不低于劳动合同规定的劳动者本人日或小时工资标准的 200% 支付劳动者工资；

（三）用人单位依法安排劳动者在法定休假节日工作的，按照不低于劳动合同规定的劳动者本人日或小时工资标准的 300% 支付劳动者工资。

实行计件工资的劳动者,在完成计件定额任务后,由用人单位安排延长工作时间的,应根据上述规定的原则,分别按照不低于其本人法定工作时间计件单价的150%、200%、300%支付其工资。

经劳动行政部门批准实行综合计算工时工作制的,其综合计算工作时间超过法定标准工作时间的部分,应视为延长工作时间,并应按本规定支付劳动者延长工作时间的工资。

实行不定时工时制度的劳动者,不执行上述规定。

**第十四条** 用人单位依法破产时,劳动者有权获得其工资。在破产清偿中用人单位应按《中华人民共和国企业破产法》规定的清偿顺序,首先支付欠付本单位劳动者的工资。

**第十五条** 用人单位不得克扣劳动者工资。有下列情况之一的,用人单位可以代扣劳动者工资:

(一)用人单位代扣代缴的个人所得税;

(二)用人单位代扣代缴的应由劳动者个人负担的各项社会保险费用;

(三)法院判决、裁定中要求代扣的抚养费、赡养费;

(四)法律、法规规定可以从劳动者工资中扣除的其他费用。

**第十六条** 因劳动者本人原因给用人单位造成经济损失的,用人单位可按照劳动合同的约定要求其赔偿经济损失。经济损失的赔偿,可从劳动者本人的工资中扣除。但每月扣除的部分不得超过劳动者当月工资的20%。若扣除后的剩余工资部分低于当地月最低工资标准,则按最低工资标准支付。

**第十七条** 用人单位应根据本规定,通过与职工大会、职工代表大会或者其他形式协商制定内部的工资支付制度,并告知本单位全体劳动者,同时抄报当地劳动行政部门备案。

**第十八条** 各级劳动行政部门有权监察用人单位工资支付的情况。用人单位有下列侵害劳动者合法权益行为的,由劳动行政部门责令其支付劳动者工资和经济补偿,并可责令其支付赔偿金:

（一）克扣或者无故拖欠劳动者工资的；

（二）拒不支付劳动者延长工作时间工资的；

（三）低于当地最低工资标准支付劳动者工资的。

经济补偿和赔偿金的标准，按国家有关规定执行。

**第十九条** 劳动者与用人单位因工资支付发生劳动争议的，当事人可依法向劳动争议仲裁机关申请仲裁。对仲裁裁决不服的，可以向人民法院提起诉讼。

**第二十条** 本规定自一九九五年一月一日起执行。

# 《对〈工资支付暂行规定〉有关问题的补充规定》

根据《工资支付暂行规定》（劳部发〔1994〕489号，以下简称《规定》）确定的原则，现就有关问题作出如下补充规定。

一、关于劳动合同规定的标准

《规定》第十一条、第十二条、第十三条所称"按劳动合同规定的标准"，系指劳动合同规定的劳动者本人所在的岗位（职位）相对应的工资标准。

因劳动合同制度尚处于推进的过程中，按上述条款规定执行确有困难的，地方或行业劳动行政部门可在不违反《规定》所确定的总的原则基础上，制定过渡措施。

二、关于加班加点的工资支付问题

（1）《规定》第十三条第（一）、（二）、（三）款规定的符合法定标准工作时间的制度工时以外延长工作时间及安排休息日和法定休假节日工作应支付的工资，是根据加班加点的多少，以劳动合同确定的正常工作时间工资标准的一定倍数所支付的劳动报酬，即凡是安排劳动者在法定工作日延长工作时间或安排在休息日工作而又不能补休的，均应支付给劳动者不低于劳动合同规定的劳动者本人小时或日工资标准150%、200%的工资;安排在法定休假节日工作的,应另外支付给劳动者不低于劳动合同规定的劳动者本人小时或日工资标准300%的工资。

(2)关于劳动者日工资的折算。由于劳动定额等劳动标准都与制度工时相联系,因此劳动者日工资可统一按劳动者本人的月工资标准除以每月制度工作天数进行折算。

根据国家关于职工每日工作8小时,每周工作时间40小时的规定,每月制度工时天数为21.5天。考虑到国家允许施行每周40小时工时制度有困难的企业最迟可以延期到1997年5月1日施行,因此,在过渡期内,实行每周44小时工时制度的企业,其日工资折算可仍按每月制度工作天数23.5天执行。

## 三、关于减发工资

《规定》第十五条中所称"克扣"系指用人单位无正当理由扣减劳动者应得工资(即在劳动者已提供正常劳动的前提下用人单位按劳动合同规定的标准应当支付给劳动者的全部劳动报酬)。不包括以下减发工资的情况:①国家的法律、法规中有明确规定的;②依法签订的劳动合同中有明确规定的;③用人单位依法制定并经职代会批准的厂规、厂纪中有明确规定的;④企业工资总额与经济效益相联系,经济效益下浮时,工资必须下浮的(但支付给劳动者工资不得低于当地的最低工资标准);⑤因劳动者请事假等相应减发工资等。

## 四、关于拖欠工资

《规定》第十八条所称"无故拖欠"系指用人单位无正当理由超过规定付薪时间未支付劳动者工资。不包括:①用人单位遇到非人力所能抗拒的自然灾害、战争等原因,无法按时支付工资;②用人单位确因生产经营困难、资金周转受到影响,在征得本单位工会同意后,可暂时延期支付劳动者工资,延期时间的最长限制可由各省、自治区、直辖市劳动行政部门根据各地情况确定。其他情况下拖欠工资均属无故拖欠。

五、关于特殊人员的工资支付问题

(1)劳动者受处分后的工资支付:①劳动者受行政处分后仍在原单位工作(如留用察看、降级等)或受刑事处分后重新就业的,应主要由用人单位根据具体情况自主确定其工资报酬;②劳动者受刑事处分期间,如收容审查、拘留(羁押)、缓刑、监外执行或劳动教养期间,其待遇按国家有关规定执行。

(2)学徒工、熟练工、大中专毕业生在学徒期、熟练期、见习期、试用期及转正定级后的工资待遇由用人单位自主确定。

(3)新就业复员军人的工资待遇由用人单位自主确定;分配到企业的军队转业干部的工资待遇,按国家有关规定执行。

# 《职工带薪年休假条例》

(《职工带薪年休假条例》已经2007年12月7日国务院第198次常务会议通过,2007年12月24日国务院第514号令公布,自2008年1月1日起施行。)

**第一条** 为了维护职工休息休假权利,调动职工工作积极性,根据《劳动法》和《公务员法》,制定本条例。

**第二条** 机关、团体、企业、事业单位、民办非企业单位、有雇工的个体工商户等单位的职工连续工作1年以上的,享受带薪年休假(以下简称年休假)。单位应当保证职工享受年休假。职工在年休假期间享受与正常工作期间相同的工资收入。

**第三条** 职工累计工作已满1年不满10年的,年休假5天;已满10年不满20年的,年休假10天;已满20年的,年休假15天。

国家法定休假日、休息日不计入年休假的假期。

**第四条** 职工有下列情形之一的,不享受当年的年休假:

(一)职工依法享受寒暑假,其休假天数多于年休假天数的;

（二）职工请事假累计20天以上且单位按照规定不扣工资的；

（三）累计工作满1年不满10年的职工，请病假累计2个月以上的；

（四）累计工作满10年不满20年的职工，请病假累计3个月以上的；

（五）累计工作满20年以上的职工，请病假累计4个月以上的。

**第五条** 单位根据生产、工作的具体情况，并考虑职工本人意愿，统筹安排职工年休假。

年休假在1个年度内可以集中安排，也可以分段安排，一般不跨年度安排。单位因生产、工作特点确有必要跨年度安排职工年休假的，可以跨1个年度安排。

单位确因工作需要不能安排职工休年休假的，经职工本人同意，可以不安排职工休年休假。对职工应休未休的年休假天数，单位应当按照该职工日工资收入的300%支付年休假工资报酬。

**第六条** 县级以上地方人民政府人事部门、劳动保障部门应当依据职权对单位执行本条例的情况主动进行监督检查。

工会组织依法维护职工的年休假权利。

**第七条** 单位不安排职工休年休假又不依照本条例规定给予年休假工资报酬的，由县级以上地方人民政府人事部门或者劳动保障部门依据职权责令限期改正；对逾期不改正的，除责令该单位支付年休假工资报酬外，单位还应当按照年休假工资报酬的数额向职工加付赔偿金；对拒不支付年休假工资报酬、赔偿金的，属于公务员和参照公务员法管理的人员所在单位的，对直接负责的主管人员以及其他直接责任人员依法给予处分；属于其他单位的，由劳动保障部门、人事部门或者职工申请人民法院强制执行。

**第八条** 职工与单位因年休假发生的争议，依照国家有关法律、行政法规的规定处理。

**第九条** 国务院人事部门、国务院劳动保障部门依据职权，分别制定本条例的实施办法。

**第十条** 本条例自2008年1月1日起施行。

# 《工伤保险条例》

（2003年4月27日中华人民共和国国务院令第375号公布，根据2010年12月20日《国务院关于修改〈工伤保险条例〉的决定》修订。）

## 第一章 总 则

**第一条** 为了保障因工作遭受事故伤害或者患职业病的职工获得医疗救治和经济补偿，促进工伤预防和职业康复，分散用人单位的工伤风险，制定本条例。

**第二条** 中华人民共和国境内的企业、事业单位、社会团体、民办非企业单位、基金会、律师事务所、会计师事务所等组织和有雇工的个体工商户（以下称用人单位）应当依照本条例规定参加工伤保险，为本单位全部职工或者雇工（以下称职工）缴纳工伤保险费。

中华人民共和国境内的企业、事业单位、社会团体、民办非企业单位、基金会、律师事务所、会计师事务所等组织的职工和个体工商户的雇工，均有依照本条例的规定享受工伤保险待遇的权利。

**第三条** 工伤保险费的征缴按照《社会保险费征缴暂行条例》关于基本养老保险费、基本医疗保险费、失业保险费的征缴规定执行。

**第四条** 用人单位应当将参加工伤保险的有关情况在本单位内公示。

用人单位和职工应当遵守有关安全生产和职业病防治的法律法规，执行安全卫生规程和标准，预防工伤事故发生，避免和减少职业病危害。

职工发生工伤时，用人单位应当采取措施使工伤职工得到及时救治。

**第五条** 国务院社会保险行政部门负责全国的工伤保险工作。

县级以上地方各级人民政府社会保险行政部门负责本行政区域内的工伤保险工作。

社会保险行政部门按照国务院有关规定设立的社会保险经办机构(以下称经办机构)具体承办工伤保险事务。

**第六条** 社会保险行政部门等部门制定工伤保险的政策、标准,应当征求工会组织、用人单位代表的意见。

## 第二章 工伤保险基金

**第七条** 工伤保险基金由用人单位缴纳的工伤保险费、工伤保险基金的利息和依法纳入工伤保险基金的其他资金构成。

**第八条** 工伤保险费根据以支定收、收支平衡的原则,确定费率。

国家根据不同行业的工伤风险程度确定行业的差别费率,并根据工伤保险费使用、工伤发生率等情况在每个行业内确定若干费率档次。行业差别费率及行业内费率档次由国务院社会保险行政部门制定,报国务院批准后公布施行。

统筹地区经办机构根据用人单位工伤保险费使用、工伤发生率等情况,适用所属行业内相应的费率档次确定单位缴费费率。

**第九条** 国务院社会保险行政部门应当定期了解全国各统筹地区工伤保险基金收支情况,及时提出调整行业差别费率及行业内费率档次的方案,报国务院批准后公布施行。

**第十条** 用人单位应当按时缴纳工伤保险费。职工个人不缴纳工伤保险费。

用人单位缴纳工伤保险费的数额为本单位职工工资总额乘以单位缴费费率之积。

对难以按照工资总额缴纳工伤保险费的行业,其缴纳工伤保险费的具体方式,由国务院社会保险行政部门规定。

**第十一条** 工伤保险基金逐步实行省级统筹。

跨地区、生产流动性较大的行业,可以采取相对集中的方式异地参加统筹地区的工伤保险。具体办法由国务院社会保险行政部门会同有关行业的主管部门制定。

**第十二条** 工伤保险基金存入社会保障基金财政专户,用于本条例规定的工伤保险待遇,劳动能力鉴定,工伤预防的宣传、培训等费用,以及法律、法规规定的用于工伤保险的其他费用的支付。

工伤预防费用的提取比例、使用和管理的具体办法,由国务院社会保险行政部门会同国务院财政、卫生行政、安全生产监督管理等部门规定。

任何单位或者个人不得将工伤保险基金用于投资运营、兴建或者改建办公场所、发放奖金,或者挪作其他用途。

**第十三条** 工伤保险基金应当留有一定比例的储备金,用于统筹地区重大事故的工伤保险待遇支付;储备金不足支付的,由统筹地区的人民政府垫付。储备金占基金总额的具体比例和储备金的使用办法,由省、自治区、直辖市人民政府规定。

## 第三章　工伤认定

**第十四条** 职工有下列情形之一的,应当认定为工伤:

(一)在工作时间和工作场所内,因工作原因受到事故伤害的;

(二)工作时间前后在工作场所内,从事与工作有关的预备性或者收尾性工作受到事故伤害的;

(三)在工作时间和工作场所内,因履行工作职责受到暴力等意外伤害的;

(四)患职业病的;

(五)因工外出期间,由于工作原因受到伤害或者发生事故下落不明的;

(六)在上下班途中,受到非本人主要责任的交通事故或者城市轨道交通、客运轮渡、火车事故伤害的;

(七)法律、行政法规规定应当认定为工伤的其他情形。

**第十五条** 职工有下列情形之一的,视同工伤:

(一)在工作时间和工作岗位,突发疾病死亡或者在48小时之内经抢救无效死亡的;

(二)在抢险救灾等维护国家利益、公共利益活动中受到伤害的;

(三)职工原在军队服役,因战、因公负伤致残,已取得革命伤残军人证,到用人单位后旧伤复发的。

职工有前款第(一)项、第(二)项情形的,按照本条例的有关规定享受工伤保险待遇;职工有前款第(三)项情形的,按照本条例的有关规定享受除一次性伤残补助金以外的工伤保险待遇。

**第十六条** 职工符合本条例第十四条、第十五条的规定,但是有下列情形之一的,不得认定为工伤或者视同工伤:

(一)故意犯罪的;

(二)醉酒或者吸毒的;

(三)自残或者自杀的。

**第十七条** 职工发生事故伤害或者按照《中华人民共和国职业病防治法》(简称《职业病防治法》)规定被诊断、鉴定为职业病,所在单位应当自事故伤害发生之日或者被诊断、鉴定为职业病之日起30日内,向统筹地区社会保险行政部门提出工伤认定申请。遇有特殊情况,经报社会保险行政部门同意,申请时限可以适当延长。

用人单位未按前款规定提出工伤认定申请的,工伤职工或者其近亲属、工会组织在事故伤害发生之日或者被诊断、鉴定为职业病之日起1年内,可以直接向用人单位所在地统筹地区社会保险行政部门提出工伤认定申请。

按照本条第一款规定应当由省级社会保险行政部门进行工伤认定的事项,根据属地原则由用人单位所在地的设区的市级社会保险行政部门办理。

用人单位未在本条第一款规定的时限内提交工伤认定申请,在此期间发生符合本条例规定的工伤待遇等有关费用由该用人单位负担。

**第十八条** 提出工伤认定申请应当提交下列材料：

（一）工伤认定申请表；

（二）与用人单位存在劳动关系（包括事实劳动关系）的证明材料；

（三）医疗诊断证明或者职业病诊断证明书（或者职业病诊断鉴定书）。

工伤认定申请表应当包括事故发生的时间、地点、原因以及职工伤害程度等基本情况。

工伤认定申请人提供材料不完整的，社会保险行政部门应当一次性书面告知工伤认定申请人需要补正的全部材料。申请人按照书面告知要求补正材料后，社会保险行政部门应当受理。

**第十九条** 社会保险行政部门受理工伤认定申请后，根据审核需要可以对事故伤害进行调查核实，用人单位、职工、工会组织、医疗机构以及有关部门应当予以协助。职业病诊断和诊断争议的鉴定，依照《职业病防治法》的有关规定执行。对依法取得职业病诊断证明书或者职业病诊断鉴定书的，社会保险行政部门不再进行调查核实。

职工或者其近亲属认为是工伤，用人单位不认为是工伤的，由用人单位承担举证责任。

**第二十条** 社会保险行政部门应当自受理工伤认定申请之日起60日内作出工伤认定的决定，并书面通知申请工伤认定的职工或者其近亲属和该职工所在单位。

社会保险行政部门对受理的事实清楚、权利义务明确的工伤认定申请，应当在15日内作出工伤认定的决定。

作出工伤认定决定需要以司法机关或者有关行政主管部门的结论为依据的，在司法机关或者有关行政主管部门尚未作出结论期间，作出工伤认定决定的时限中止。

社会保险行政部门工作人员与工伤认定申请人有利害关系的，

应当回避。

## 第四章　劳动能力鉴定

**第二十一条**　职工发生工伤，经治疗伤情相对稳定后存在残疾、影响劳动能力的，应当进行劳动能力鉴定。

**第二十二条**　劳动能力鉴定是指劳动功能障碍程度和生活自理障碍程度的等级鉴定。

劳动功能障碍分为十个伤残等级，最重的为一级，最轻的为十级。

生活自理障碍分为三个等级：生活完全不能自理、生活大部分不能自理和生活部分不能自理。

劳动能力鉴定标准由国务院社会保险行政部门会同国务院卫生行政部门等部门制定。

**第二十三条**　劳动能力鉴定由用人单位、工伤职工或者其近亲属向设区的市级劳动能力鉴定委员会提出申请，并提供工伤认定决定和职工工伤医疗的有关资料。

**第二十四条**　省、自治区、直辖市劳动能力鉴定委员会和设区的市级劳动能力鉴定委员会分别由省、自治区、直辖市和设区的市级社会保险行政部门、卫生行政部门、工会组织、经办机构代表以及用人单位代表组成。

劳动能力鉴定委员会建立医疗卫生专家库。列入专家库的医疗卫生专业技术人员应当具备下列条件：

（一）具有医疗卫生高级专业技术职务任职资格；

（二）掌握劳动能力鉴定的相关知识；

（三）具有良好的职业品德。

**第二十五条**　设区的市级劳动能力鉴定委员会收到劳动能力鉴定申请后，应当从其建立的医疗卫生专家库中随机抽取 3 名或者 5 名相关专家组成专家组，由专家组提出鉴定意见。设区的市级劳动能力鉴定委员会根据专家组的鉴定意见作出工伤职工劳动能力鉴定结论；必要时，可以委托具备资格的医疗机构协助进行有关的诊断。

设区的市级劳动能力鉴定委员会应当自收到劳动能力鉴定申请之日起60 日内作出劳动能力鉴定结论，必要时，作出劳动能力鉴定结论的期限可以延长30 日。劳动能力鉴定结论应当及时送达申请鉴定的单位和个人。

**第二十六条** 申请鉴定的单位或者个人对设区的市级劳动能力鉴定委员会作出的鉴定结论不服的，可以在收到该鉴定结论之日起15 日内向省、自治区、直辖市劳动能力鉴定委员会提出再次鉴定申请。省、自治区、直辖市劳动能力鉴定委员会作出的劳动能力鉴定结论为最终结论。

**第二十七条** 劳动能力鉴定工作应当客观、公正。劳动能力鉴定委员会组成人员或者参加鉴定的专家与当事人有利害关系的，应当回避。

**第二十八条** 自劳动能力鉴定结论作出之日起1 年后，工伤职工或者其近亲属、所在单位或者经办机构认为伤残情况发生变化的，可以申请劳动能力复查鉴定。

**第二十九条** 劳动能力鉴定委员会依照本条例第二十六条和第二十八条的规定进行再次鉴定和复查鉴定的期限，依照本条例第二十五条第二款的规定执行。

## 第五章 工伤保险待遇

**第三十条** 职工因工作遭受事故伤害或者患职业病进行治疗，享受工伤医疗待遇。

职工治疗工伤应当在签订服务协议的医疗机构就医，情况紧急时可以先到就近的医疗机构急救。

治疗工伤所需费用符合工伤保险诊疗项目目录、工伤保险药品目录、工伤保险住院服务标准的，从工伤保险基金支付。工伤保险诊疗项目目录、工伤保险药品目录、工伤保险住院服务标准，由国务院社会保险行政部门会同国务院卫生行政部门、食品药品监督管理部门等部门规定。

职工住院治疗工伤的伙食补助费，以及经医疗机构出具证明，报经办机构同意，工伤职工到统筹地区以外就医所需的交通、食宿费用从工伤保险基金支付，基金支付的具体标准由统筹地区人民政府规定。

工伤职工治疗非工伤引发的疾病，不享受工伤医疗待遇，按照基本医疗保险办法处理。

工伤职工到签订服务协议的医疗机构进行工伤康复的费用，符合规定的，从工伤保险基金支付。

**第三十一条** 社会保险行政部门作出认定为工伤的决定后发生行政复议、行政诉讼的，行政复议和行政诉讼期间不停止支付工伤职工治疗工伤的医疗费用。

**第三十二条** 工伤职工因日常生活或者就业需要，经劳动能力鉴定委员会确认，可以安装假肢、矫形器、假眼、假牙和配置轮椅等辅助器具，所需费用按照国家规定的标准从工伤保险基金支付。

**第三十三条** 职工因工作遭受事故伤害或者患职业病需要暂停工作接受工伤医疗的，在停工留薪期内，原工资福利待遇不变，由所在单位按月支付。

停工留薪期一般不超过12个月。伤情严重或者情况特殊，经设区的市级劳动能力鉴定委员会确认，可以适当延长，但延长不得超过12个月。工伤职工评定伤残等级后，停发原待遇，按照本章的有关规定享受伤残待遇。工伤职工在停工留薪期满后仍需治疗的，继续享受工伤医疗待遇。

生活不能自理的工伤职工在停工留薪期需要护理的，由所在单位负责。

**第三十四条** 工伤职工已经评定伤残等级并经劳动能力鉴定委员会确认需要生活护理的，从工伤保险基金按月支付生活护理费。

生活护理费按照生活完全不能自理、生活大部分不能自理或者生活部分不能自理3个不同等级支付，其标准分别为统筹地区上年度职工月平均工资的50%、40%或者30%。

**第三十五条** 职工因工致残被鉴定为一级至四级伤残的,保留劳动关系,退出工作岗位,享受以下待遇:

(一)从工伤保险基金按伤残等级支付一次性伤残补助金,标准为:一级伤残为27个月的本人工资,二级伤残为25个月的本人工资,三级伤残为23个月的本人工资,四级伤残为21个月的本人工资。

(二)从工伤保险基金按月支付伤残津贴,标准为:一级伤残为本人工资的90%,二级伤残为本人工资的85%,三级伤残为本人工资的80%,四级伤残为本人工资的75%。伤残津贴实际金额低于当地最低工资标准的,由工伤保险基金补足差额。

(三)工伤职工达到退休年龄并办理退休手续后,停发伤残津贴,按照国家有关规定享受基本养老保险待遇。基本养老保险待遇低于伤残津贴的,由工伤保险基金补足差额。

职工因工致残被鉴定为一级至四级伤残的,由用人单位和职工个人以伤残津贴为基数,缴纳基本医疗保险费。

**第三十六条** 职工因工致残被鉴定为五级、六级伤残的,享受以下待遇:

(一)从工伤保险基金按伤残等级支付一次性伤残补助金,标准为:五级伤残为18个月的本人工资,六级伤残为16个月的本人工资。

(二)保留与用人单位的劳动关系,由用人单位安排适当工作。难以安排工作的,由用人单位按月发给伤残津贴,标准为:五级伤残为本人工资的70%,六级伤残为本人工资的60%,并由用人单位按照规定为其缴纳应缴纳的各项社会保险费。伤残津贴实际金额低于当地最低工资标准的,由用人单位补足差额。

经工伤职工本人提出,该职工可以与用人单位解除或者终止劳动关系,由工伤保险基金支付一次性工伤医疗补助金,由用人单位支付一次性伤残就业补助金。一次性工伤医疗补助金和一次性伤残就业补助金的具体标准由省、自治区、直辖市人民政府规定。

**第三十七条** 职工因工致残被鉴定为七级至十级伤残的，享受以下待遇：

（一）从工伤保险基金按伤残等级支付一次性伤残补助金，标准为：七级伤残为13个月的本人工资，八级伤残为11个月的本人工资，九级伤残为9个月的本人工资，十级伤残为7个月的本人工资。

（二）劳动、聘用合同期满终止，或者职工本人提出解除劳动、聘用合同的，由工伤保险基金支付一次性工伤医疗补助金，由用人单位支付一次性伤残就业补助金。一次性工伤医疗补助金和一次性伤残就业补助金的具体标准由省、自治区、直辖市人民政府规定。

**第三十八条** 工伤职工工伤复发，确认需要治疗的，享受本条例第三十条、第三十二条和第三十三条规定的工伤待遇。

**第三十九条** 职工因工死亡，其近亲属按照下列规定从工伤保险基金领取丧葬补助金、供养亲属抚恤金和一次性工亡补助金：

（一）丧葬补助金为6个月的统筹地区上年度职工月平均工资。

（二）供养亲属抚恤金按照职工本人工资的一定比例发给由因工死亡职工生前提供主要生活来源、无劳动能力的亲属。标准为：配偶每月40%，其他亲属每人每月30%，孤寡老人或者孤儿每人每月在上述标准的基础上增加10%。核定的各供养亲属的抚恤金之和不应高于因工死亡职工生前的工资。供养亲属的具体范围由国务院社会保险行政部门规定。

（三）一次性工亡补助金标准为上一年度全国城镇居民人均可支配收入（2009年全年城镇居民人均可支配收入17 175元）的20倍。

伤残职工在停工留薪期内因工伤导致死亡的，其近亲属享受本条第一款规定的待遇。

一级至四级伤残职工在停工留薪期满后死亡的，其近亲属可以享受本条第一款第（一）项、第（二）项规定的待遇。

**第四十条** 伤残津贴、供养亲属抚恤金、生活护理费由统筹地区社会保险行政部门根据职工平均工资和生活费用变化等情况适时调整。调整办法由省、自治区、直辖市人民政府规定。

**第四十一条** 职工因工外出期间发生事故或者在抢险救灾中下落不明的，从事故发生当月起3个月内照发工资，从第4个月起停发工资，由工伤保险基金向其供养亲属按月支付供养亲属抚恤金。生活有困难的，可以预支一次性工亡补助金的50%。职工被人民法院宣告死亡的，按照本条例第三十九条职工因工死亡的规定处理。

**第四十二条** 工伤职工有下列情形之一的，停止享受工伤保险待遇：

(一)丧失享受待遇条件的；

(二)拒不接受劳动能力鉴定的；

(三)拒绝治疗的。

**第四十三条** 用人单位分立、合并、转让的，承继单位应当承担原用人单位的工伤保险责任；原用人单位已经参加工伤保险的，承继单位应当到当地经办机构办理工伤保险变更登记。

用人单位实行承包经营的，工伤保险责任由职工劳动关系所在单位承担。

职工被借调期间受到工伤事故伤害的，由原用人单位承担工伤保险责任，但原用人单位与借调单位可以约定补偿办法。

企业破产的，在破产清算时依法拨付应当由单位支付的工伤保险待遇费用。

**第四十四条** 职工被派遣出境工作，依据前往国家或者地区的法律应当参加当地工伤保险的，参加当地工伤保险，其国内工伤保险关系中止；不能参加当地工伤保险的，其国内工伤保险关系不中止。

**第四十五条** 职工再次发生工伤，根据规定应当享受伤残津贴的，按照新认定的伤残等级享受伤残津贴待遇。

## 第六章 监督管理

**第四十六条** 经办机构具体承办工伤保险事务，履行下列职责：

（一）根据省、自治区、直辖市人民政府规定，征收工伤保险费；

（二）核查用人单位的工资总额和职工人数，办理工伤保险登记，并负责保存用人单位缴费和职工享受工伤保险待遇情况的记录；

（三）进行工伤保险的调查、统计；

（四）按照规定管理工伤保险基金的支出；

（五）按照规定核定工伤保险待遇；

（六）为工伤职工或者其近亲属免费提供咨询服务。

**第四十七条** 经办机构与医疗机构、辅助器具配置机构在平等协商的基础上签订服务协议，并公布签订服务协议的医疗机构、辅助器具配置机构的名单。具体办法由国务院社会保险行政部门分别会同国务院卫生行政部门、民政部门等部门制定。

**第四十八条** 经办机构按照协议和国家有关目录、标准对工伤职工医疗费用、康复费用、辅助器具费用的使用情况进行核查，并按时足额结算费用。

**第四十九条** 经办机构应当定期公布工伤保险基金的收支情况，及时向社会保险行政部门提出调整费率的建议。

**第五十条** 社会保险行政部门、经办机构应当定期听取工伤职工、医疗机构、辅助器具配置机构以及社会各界对改进工伤保险工作的意见。

**第五十一条** 社会保险行政部门依法对工伤保险费的征缴和工伤保险基金的支付情况进行监督检查。

财政部门和审计机关依法对工伤保险基金的收支、管理情况进行监督。

**第五十二条** 任何组织和个人对有关工伤保险的违法行为，有权举报。社会保险行政部门对举报应当及时调查，按照规定处理，并为举报人保密。

**第五十三条** 工会组织依法维护工伤职工的合法权益，对用人单位的工伤保险工作实行监督。

**第五十四条** 职工与用人单位发生工伤待遇方面的争议，按照处理劳动争议的有关规定处理。

**第五十五条**　有下列情形之一的，有关单位或者个人可以依法申请行政复议，也可以依法向人民法院提起行政诉讼：

（一）申请工伤认定的职工或者其近亲属、该职工所在单位对工伤认定申请不予受理的决定不服的；

（二）申请工伤认定的职工或者其近亲属、该职工所在单位对工伤认定结论不服的；

（三）用人单位对经办机构确定的单位缴费费率不服的；

（四）签订服务协议的医疗机构、辅助器具配置机构认为经办机构未履行有关协议或者规定的；

（五）工伤职工或者其近亲属对经办机构核定的工伤保险待遇有异议的。

## 第七章　法律责任

**第五十六条**　单位或者个人违反本条例第十二条规定挪用工伤保险基金，构成犯罪的，依法追究刑事责任；尚不构成犯罪的，依法给予处分或者纪律处分。被挪用的基金由社会保险行政部门追回，并入工伤保险基金；没收的违法所得依法上缴国库。

**第五十七条**　社会保险行政部门工作人员有下列情形之一的，依法给予处分；情节严重，构成犯罪的，依法追究刑事责任：

（一）无正当理由不受理工伤认定申请，或者弄虚作假将不符合工伤条件的人员认定为工伤职工的；

（二）未妥善保管申请工伤认定的证据材料，致使有关证据灭失的；

（三）收受当事人财物的。

**第五十八条**　经办机构有下列行为之一的，由社会保险行政部门责令改正，对直接负责的主管人员和其他责任人员依法给予纪律处分；情节严重，构成犯罪的，依法追究刑事责任；造成当事人经济损失的，由经办机构依法承担赔偿责任：

（一）未按规定保存用人单位缴费和职工享受工伤保险待遇情况记录的；

（二）不按规定核定工伤保险待遇的；

（三）收受当事人财物的。

**第五十九条** 医疗机构、辅助器具配置机构不按服务协议提供服务的，经办机构可以解除服务协议。

经办机构不按时足额结算费用的，由社会保险行政部门责令改正；医疗机构、辅助器具配置机构可以解除服务协议。

**第六十条** 用人单位、工伤职工或者其近亲属骗取工伤保险待遇，医疗机构、辅助器具配置机构骗取工伤保险基金支出的，由社会保险行政部门责令退还，处骗取金额2倍以上5倍以下的罚款；情节严重，构成犯罪的，依法追究刑事责任。

**第六十一条** 从事劳动能力鉴定的组织或者个人有下列情形之一的，由社会保险行政部门责令改正，处2 000元以上1万元以下的罚款；情节严重，构成犯罪的，依法追究刑事责任：

（一）提供虚假鉴定意见的；

（二）提供虚假诊断证明的；

（三）收受当事人财物的。

**第六十二条** 用人单位依照本条例规定应当参加工伤保险而未参加的，由社会保险行政部门责令限期参加，补缴应当缴纳的工伤保险费，并自欠缴之日起，按日加收万分之五的滞纳金；逾期仍不缴纳的，处欠缴数额1倍以上3倍以下的罚款。

依照本条例规定应当参加工伤保险而未参加工伤保险的用人单位职工发生工伤的，由该用人单位按照本条例规定的工伤保险待遇项目和标准支付费用。

用人单位参加工伤保险并补缴应当缴纳的工伤保险费、滞纳金后，由工伤保险基金和用人单位依照本条例的规定支付新发生的费用。

**第六十三条** 用人单位违反本条例第十九条的规定，拒不协助社会保险行政部门对事故进行调查核实的,由社会保险行政部门责令改正,处2 000 元以上2 万元以下的罚款。

## 第八章　附　则

**第六十四条**　本条例所称工资总额,是指用人单位直接支付给本单位全部职工的劳动报酬总额。

本条例所称本人工资,是指工伤职工因工作遭受事故伤害或者患职业病前12 个月平均月缴费工资。本人工资高于统筹地区职工平均工资300% 的,按照统筹地区职工平均工资的300% 计算;本人工资低于统筹地区职工平均工资60% 的,按照统筹地区职工平均工资的60% 计算。

**第六十五条**　公务员和参照《公务员法》管理的事业单位、社会团体的工作人员因工作遭受事故伤害或者患职业病的,由所在单位支付费用。具体办法由国务院社会保险行政部门会同国务院财政部门规定。

**第六十六条**　无营业执照或者未经依法登记、备案的单位以及被依法吊销营业执照或者撤销登记、备案的单位的职工受到事故伤害或者患职业病的,由该单位向伤残职工或者死亡职工的近亲属给予一次性赔偿,赔偿标准不得低于本条例规定的工伤保险待遇;用人单位不得使用童工,用人单位使用童工造成童工伤残、死亡的,由该单位向童工或者童工的近亲属给予一次性赔偿,赔偿标准不得低于本条例规定的工伤保险待遇。具体办法由国务院社会保险行政部门规定。

前款规定的伤残职工或者死亡职工的近亲属就赔偿数额与单位发生争议的,以及前款规定的童工或者童工的近亲属就赔偿数额与单位发生争议的,按照处理劳动争议的有关规定处理。

**第六十七条**　本条例自2004 年1 月1 日起施行。本条例施行前已受到事故伤害或者患职业病的职工尚未完成工伤认定的,按照本条例的规定执行。

# 《县级农村社会养老保险基本方案(试行)》

## 一、指导思想和基本原则

农村社会养老保险是国家保障全体农民老年基本生活的制度,是政府的一项重要社会政策。建立农村社会养老保险制度,要从我国农村的实际出发,以保障老年人基本生活为目的;坚持资金个人交纳为主,集体补助为辅,国家予以政策扶持;坚持自助为主、互济为辅;坚持社会养老保险与家庭养老相结合;坚持农村务农、务工、经商等各类人员社会养老保险制度一体化的方向。由点到面,逐步发展。

## 二、保险对象及交纳、领取保险费的年龄

(1)保险对象:市城镇户口、不由国家供应商品粮的农村人口。一般以村为单位确认(包括村办企业职工、私营企业、个体户、外出人员等),组织投保。乡镇企业职工、民办教师、乡镇招聘干部、职工等,可以以乡镇或企业为单位确认,组织投保。少数乡镇因经济或地域等原因,也可以先搞乡镇企业职工的养老保险。外来劳务人员,原则上在其户口所在地参加养老保险。

(2)交纳保险年龄不分性别、职业为20周岁至60周岁。领取养老保险金的年龄一般在60周岁以后。

## 三、保险资金的筹集

资金筹集坚持以个人交纳为主,集体补助为辅,国家给予政策扶持的原则。个人交纳要占一定比例;集体补助主要从乡镇企业利润和集体积累中支付;国家予以政策扶持,主要是通过对乡镇企业支付集体补助予以税前列支体现。

(1)在以个人交纳为主的基础上,集体可根据其经济状况予以

适当补助(含国家让利部分)。具体方法,可由县或乡(镇)、村、企业制定。

(2)个人的交费和集体的补助(含国家让利),分别记账在个人名下。

(3)同一投保单位,投保对象平等享受集体补助。

按计划生育有关政策,在没有实行独生子女补助的地区,独生子女父母参加养老保险,集体补助可高于其他对象。具体办法由地方政府制定。

(4)乡镇企业职工的个人交费、企业补助分别记账在个人名下,建立职工个人账户,企业补助的比例,可同地方或企业根据情况决定。企业对职工及其他人员的集体补助,应予按工资总额的一定比例税前列支。具体办法由地方政府制定。

## 四、交费标准、支付及变动

(1)多档次,月交费标准设2元、4元、6元、8元、10元、12元、14元、16元、18元、20元十个档次,供不同的地区以及乡镇、村、企业和投保人选择。各业人员的交费档次可以有所区别。交费标准范围的选择以及按月交费还是按年交费,均由县(市)政府决定。

(2)养老保险费可以补交和预交。个人补交或预交保险费,集体可视情况决定是否给予补助。补交后,总交费年数不得超过四十年。预交年数一般不超过三年。

(3)个人或集体根据收入的提高或下降,经社会养老保险管理部门批准,可按规定调整交纳档次。

(4)当遇到各种自然灾害或其他原因,个人或集体无能力交纳养老保险金,经社会养老保险管理部门批准,在规定的时间内可暂时停交保费。恢复交费后,对于停交期的保费,有条件也可以自愿补齐。服刑者停交保险费,刑满回原籍者,原保险关系可以恢复,继续投保。

(5)投保人在交费期间身亡者,个人交纳全部本息,退给其法定继承人或指定受益人。

(6)领取养老金从60周岁以后开始,根据交费的标准、年限,确定支付标准(具体标准,另行下发)。调整交费标准或中断交费者,其领取养老金标准,需待交费终止时,将各档次、各时期积累的保险金额合并,重新计算。

投保人领取养老金,保证期为10年。领取养老金不足10年身亡者,保证期内的养老金余额可以继承。无继承人或指定受益人者,按农村社会养老保险管理机构的有关规定支付丧葬费用。

领取养老金超过10年的长寿者,支付养老金直至身亡。

(7)投保对象从本县(市)迁往外地,若迁入地已建立农村社会养老保险制度,需将其保险关系(含资金)转入迁入地农村社会养老保险管理机构。若迁入地尚未建立养老保险制度,可将其个人交纳全部本息退发本人。

(8)投保人招工、提干、考学等农转非,可将保险关系(含资金)转入新的保险轨道,或将个人交纳全部本息退还本人。

## 五、基金的管理与保值增值

基金以县为单位统一管理。保值增值主要是购买国家财政发行的高利率债券和存入银行,不直接用于投资。基金使用,必须兼顾当前利益和长远利益,国家利益和地方利益,同时要建立监督保障机制。

(1)县(市)农村社会养老保险机构,在指定的专业银行设立农村社会养老保险基金专户,专账专管,专款专用。民政部门和其他部门都不能动用资金。

(2)各乡镇交纳的养老保险基金直接入银行的专户。

(3)养老保险基金除需现支付部分外,原则上应及时转为国家债券。国家以偿还债务的形式返回养老金。现金通过银行收付。

(4)养老保险基金用于地方建设,原则上不由地方直接用于投资,而是存入银行,地方通过向银行贷款,用于建设。具体做法,另行规定。

(5)农村社会养老基金和按规定提取的管理服务费以及个人领取的养老金,都不计征税、费。

## 六、立法、机构、管理和经费

(1)根据基本方案,由县(市)政府制定《农村社会养老保险暂行管理办法》。通过实践,补充完善后,由政府发布决定或命令,依法建立农村社会养老保险制度。

(2)县级以上人民政府要设立农村社会养老保险基金管理委员会,实施对养老保险基金管理的指导和监督。委员会由政府主管领导同志任主任,其成员由民政、财政、税务、计划、乡镇企业、审计、银行等部门的负责同志和投保人代表组成。乡(镇)、村两级群众性的社会保障委员会要协助工作,并发挥监督作用。

(3)县(市)成立农村社会养老保险事业管理处(隶属民政局),为非营利性的事业机构,经办农村社会养老保险的具体业务,管理养老保险基金。

(4)乡镇设代办站或招聘代办员,负责收取、支付保费、登记建账及其他日常工作。

(5)村由会计、出纳代办,负责收取保费、发放养老金等工作。

(6)农村社会养老保险,按人立户记账建档,实行村(企业)、乡、县三级管理。保险费必须按期交纳,按规定进入银行专用账户。逾期可罚交滞纳金。发给投保人保险费交费凭证,到领取年龄后,换发支付凭证。随着条件的成熟,逐步建立个人社会保障号码,运用计算机管理,提高效率。

(7)县(市)成立的事业性质农村社会养老保险机构,地方财政可一次性拨给开办费,逐步过渡到全部费用由管理服务费支出。管理服务费按国家的规定提取并分级使用。

## 七、理顺关系,稳妥处理与部分现行养老办法的衔接

农民的社会养老保险,是国家在农村建立的基本养老保障制度,

标准较低,覆盖面大。除此之外,乡村(含乡镇企业)还可根据其经济力量,自办各种形式的补充养老保障,鼓励发展个人的养老储蓄。同时应充分发挥农村已有的各种基层社会保障形式的功能,形成更为完善、具有中国特色的农村社会保障体系。

(1)由保险公司开办的各种保险,可暂时维持现状,但不能再扩大,避免给建立农村社会养老保险制度造成困难。

(2)对于目前一些部门已搞的养老保险和乡(镇)、村或乡镇企业的退休办法等,要慎重对待。一些以集体经济为基础的现收现支养老办法和其他形式的做法,有的可作为社会养老保险的补充层次而保留。有的待工作开展后,逐步调整。

(3)对于优抚对象、社会救济对象、五保户、贫困户,现行保障政策不变。